Paris. — Imprimerie de l'Institut de Bibliographie.

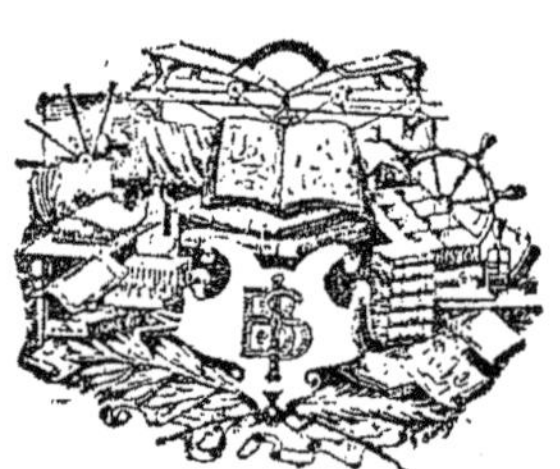

Paris. — Imprimerie de l'Institut de Bibliographie.

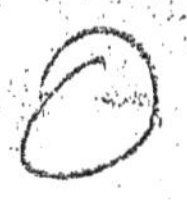

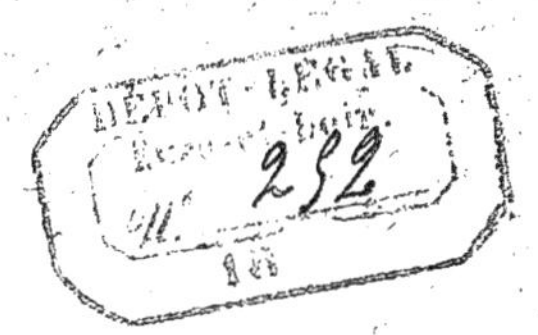

CONTRIBUTION A L'ÉTUDE

DE

QUELQUES TUMEURS PRIMITIVES

DE LA

PAROI ABDOMINALE ANTÉRIEURE

PAR

Le Dr A. CLARET

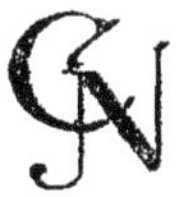

PARIS
C. NAUD, ÉDITEUR
3, RUE RACINE, 3

1903

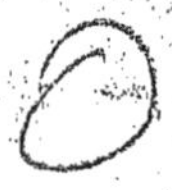

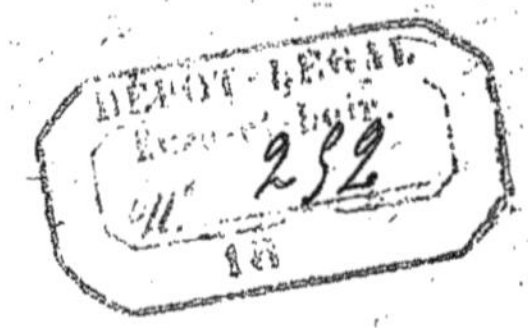

CONTRIBUTION A L'ÉTUDE

DE

QUELQUES TUMEURS PRIMITIVES

DE LA

PAROI ABDOMINALE ANTÉRIEURE

PAR

Le Dr A. CLARET

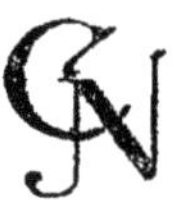

PARIS
C. NAUD, ÉDITEUR
3, RUE RACINE, 3

1903

CONTRIBUTION A L'ÉTUDE

DE

QUELQUES TUMEURS PRIMITIVES

DE LA

PAROI ABDOMINALE ANTÉRIEURE

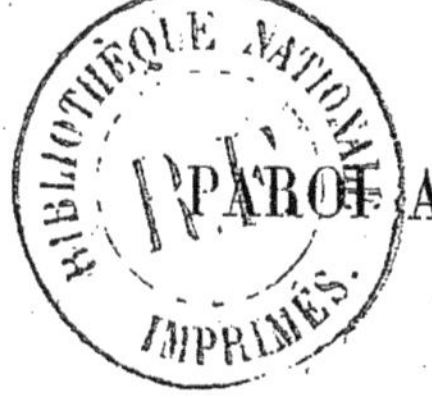

PAR

Le Dr A. CLARET

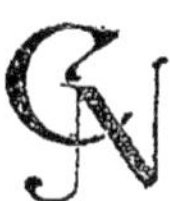

PARIS
C. NAUD, ÉDITEUR
3, RUE RACINE, 3

1903

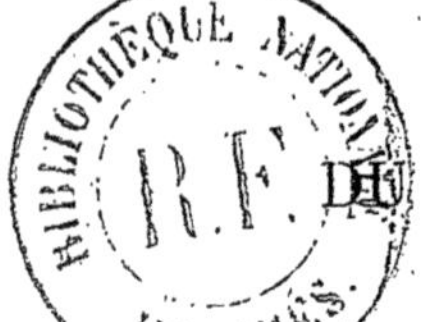

DU MÊME AUTEUR

Note sur un nouvel emploi thérapeutique de l'hyposulfite de sodium (*Société de thérapeutique,* février 1903, et *Bulletin général de thérapeutique,* 15 février 1903).

Contribution à l'étude des moyens propres à empêcher les altérations de la teinture d'iode et à modérer son action (*Société de thérapeutique,* mars 1903, et *Bulletin général de thérapeutique,* 30 mars 1903).

Qui a découvert les ganglions prélaryngés? Étude médico-historique (*Société française d'histoire de la médecine,* avril 1903, et *France médicale,* 25 avril 1903).

A MON PÈRE ET A MA MÈRE

A MON PRÉSIDENT DE THÈSE

MONSIEUR LE PROFESSEUR GUYON

CHIRURGIEN DES HOPITAUX
MEMBRE DE L'ACADÉMIE DE MÉDECINE
OFFICIER DE LA LÉGION D'HONNEUR

A MES MAITRES DANS LES HOPITAUX

A MON FRÈRE MARCEL CLARET

INTERNE DES HOPITAUX

MEIS ET AMICIS

PRÉFACE

Arrivé au terme de mes études médicales, c'est pour moi un devoir agréable à remplir, que de remercier, en tête de ce travail, les maîtres dont j'ai eu l'honneur d'être l'élève et qui se sont efforcés de me former dans l'art difficile de guérir.

M. le Pr Gilbert, dans le service duquel j'ai fait ma première année de stage, me permettra de lui rappeler ici l'excellent souvenir que j'ai gardé de ses leçons cliniques si claires et des principes d'examen méthodique et consciencieux des malades qu'il nous a inculqués.

Je suis heureux de pouvoir exprimer à M. le Dr Campenon, professeur agrégé, chirurgien des hôpitaux, toute ma profonde reconnaissance, non seulement pour les enseignements théoriques et pratiques qu'il nous a donnés dans son service hospitalier, mais aussi pour la constante bienveillance que ce maître excellent a bien voulu me témoigner et pour les conseils qu'il m'a donnés lorsqu'il s'est agi de choisir le sujet de ma thèse.

J'ai eu le plaisir de passer trois mois dans le beau service de M. le Pr Guyon à l'hôpital Necker. Je veux le remercier ici des notions que j'ai pu y acquérir sur une branche spéciale de la médecine et surtout du grand honneur qu'il a bien voulu me faire en acceptant la présidence de ma thèse.

Le stage obstétrical que j'ai eu l'honneur de faire à la Maternité de l'hôpital Saint-Antoine a été pour moi aussi agréable qu'intéressant, grâce à l'affabilité de M. le Dr Bar, professeur agrégé, accoucheur des Hôpitaux, et grâce à ses connaissances si étendues de l'art auquel il cherchait à nous initier. Je veux aussi donner un souvenir à son assistant, M. le Dr Tissier.

Qu'il me soit permis de rappeler ici le temps passé dans les services des Drs Huchard, Moizard, Reynier, Aviragnet et Dufour, temps qui fut trop court à mon gré.

J'ai eu le plaisir de faire mes deux années de travaux anatomiques à Clamart sous la direction du Dr Launay, chirurgien des Hôpitaux, j'ai gardé de ses leçons et du maître un excellent souvenir.

Je n'aurais garde d'exclure de ma reconnaissance tous ceux qui, au cours de mes études, m'ont aidé de quelque façon à augmenter mes connaissances et m'ont témoigné quelque sympathie.

Je veux mentionner particulièrement les Drs Mouchet, Blandin, Herbet et mon excellent ami le Dr Joxe qui m'a fourni une des observations cliniques annexées à ce travail.

AVANT-PROPOS

On serait, je crois, bien exigeant de demander à une thèse d'apporter aux sciences médicales des vues sur un sujet encore inexploré, ou des conclusions modifiant radicalement les idées admises sur une question déjà étudiée. Un travail personnel de ce genre, souvent le premier que le candidat ait eu à fournir, doit généralement viser à compléter seulement les connaissances acquises par nos prédécesseurs sur un point restreint de la nosologie ou de l'art de guérir.

Mon excellent maître M. le Dr Campenon m'a conduit à penser qu'il pourrait être intéressant d'apporter une modeste pierre à l'édifice de nos connaissances en étudiant certaines variétés de tumeurs primitives de la paroi abdominale antérieure. Les ouvrages classiques parmi les néoplasmes de cette région ne traitent guère avec détail que des fibromes purs, bien connus par la monographie de Labbé et Rémy, plusieurs thèses françaises et des travaux étrangers. Les épithéliomes et les sarcomes purs ou associés à d'autres tissus, sont généralement passés sous silence et l'excellent manuel d'Histologie pathologique de Cornil et Ranvier dans la nomenclature des muscles où l'on a observé des tumeurs de cette dernière variété, ne mentionne pas ceux de la paroi abdominale.

Pour servir de base à cette étude, des observations cliniques m'étaient fournies par M. le Dr Campenon, par mon ami M. le Dr Joxe. Enfin des recherches consciencieuses sur des travaux publiés ici et à l'étranger m'en faisaient connaître un certain nombre, celles de la seconde catégorie pour la plupart inédites en France. J'ai traduit les moins importantes de celles fournies par la littérature anglaise et toutes celles d'origine allemande ou italienne en m'attachant de mon mieux à saisir et à respecter la pensée des auteurs. L'indication des sources bibliographiques permettra d'ailleurs à ceux de mes lecteurs versés dans les langues étrangères de se reporter s'ils le désirent aux textes authentiques.

J'ai pensé qu'il était possible avec de tels documents d'apporter une contribution à l'étude de ces tumeurs peu fréquentes et bien peu connues. Si je n'ai pas su y réussir, j'espère que l'on aura pour moi quelque indulgence et que l'on voudra bien me tenir compte de m'y être efforcé de mon mieux.

Le sujet de ce travail sera donc l'étude de certaines variétés de tumeurs primitives de la paroi abdominale antérieure : les épithéliomes et les sarcomes purs ou à tissus associés.

Je laisse par conséquent de côté les néoplasmes de ce genre propagés d'autres organes à la paroi soit directement, soit par métastases. J'écarte de même les tumeurs de l'ombilic ; celui-ci forme en effet anatomiquement et cliniquement une région à part dans la paroi et sa pathologie a été l'objet de nombreux travaux.

HISTORIQUE

La confusion la plus grande a régné pendant bien longtemps sur la question des tumeurs de la paroi abdominale. On donnait ce nom à tout ce qui faisait une saillie à la paroi de l'abdomen : hernies, abcès chauds et froids, gommes syphilitiques, varices, tout enfin, y compris les néoplasmes véritables dont on peut retrouver quelques observations déjà anciennes, appartenant à des catégories de tumeurs à consistance très ferme auxquelles on donnait alors le nom de squirrhes. La plus ancienne que j'aie pu relever est celle publiée par Missa en 1755 dans le *Journal de médecine, chirurgie,* etc., intitulée Mémoire sur une tumeur skirrheuse située entre le péritoine et la partie supérieure du muscle droit et transverse, qui occupe l'hypocondre gauche. Cette histoire est assez curieuse, le « skirrhe » en question développé chez un homme de 58 ans avait atteint en dix-huit mois la taille de 8/4 pouces et avait entraîné des troubles sérieux de l'état général. L'auteur qui paraît avoir possédé un sens réel de la clinique, en détermina le siège en remarquant qu'elle était mobile, par conséquent non adhérente à l'intérieur de la cavité abdominale, et, que fixée par la contraction des muscles, elle restait alors perceptible au palper. A noter que cette tumeur était fort dure. Missa avait également perçu dans le péritoine quelques noyaux qui étaient probablement des noyaux secondaires, car peu de temps après le malade, atteint d'ascite, succombait. Ce fait clinique intéressant tomba ensuite dans l'oubli et Dewulf, en 1839, dans sa thèse sur « les tumeurs qui peuvent occuper la paroi abdominale antérieure », ne mentionne pas de néoplasmes de ce genre.

En 1848, l'Espagnol Saez et l'Italien Riboli publient chacun un cas de tumeurs « skirrheuse » de la paroi abdominale.

En 1860, le mémoire de Huguier met en vedette les fibromes de la paroi abdominale, il est suivi d'une discussion à la Société de chirurgie. Ces néoplasmes donnent lieu l'année suivante à la publication de la thèse de Bodin, puis d'observations de Nélaton, Gosselin. En 1876 paraît la thèse de Salesses, en 1877, le mémoire de Guyon, très intéressant au point de vue de la pathogénie de l'affection, la même année encore, la thèse de Suadicani (Kiel) résumant les études de plusieurs auteurs d'outre-Rhin. — Le fibrome de la paroi abdominale inspire encore par la suite les travaux de Bard, Nicaise, Guerrier, Péan, Terrillon, Damalix, en France, et en Allemagne de Ledderhose, Sänger, Bockelmann. En 1888 paraissent également la thèse de Loisnel et le Traité des fibromes de MM. Labbé et Rémy.

Tous ces ouvrages rangent dans la même catégorie les fibromes purs et les fibromes riches en cellules que certains nomment fibro-sarcomes et sur lesquels Damalix formule déjà des réserves au point de vue de la malignité possible.

Roguet, dans sa thèse, parue en 1897, classe ces derniers parmi les sarcomes.

Le lecteur verra dans la suite de ce travail où en est la question des fibro-sarcomes et de leur nature.

Je ne veux pas allonger outre mesure cet exposé rapide en mentionnant ici les noms de tous les auteurs ayant publié dans ces dernières années des faits ou des travaux se rapportant à ces questions, on en trouvera la mention à l'index bibliographique.

— Les tumeurs de la paroi abdominale se rencontraient sans doute autrefois avec la même fréquence que de nos jours ; mais, la crainte que l'on avait des interventions en général et, dans cette région en particulier de la séreuse péritonéale, a sans doute fait que l'étude de ces tumeurs et de leur traitement fut longtemps négligée.

Dans notre siècle on essaya d'abord la section du pédicule hypothétique de ces tumeurs (Huguier, Nélaton), et l'injection de substances diverses (Sydow).

Les progrès de la chirurgie antiseptique et aseptique ont relégué ces méthodes dans l'histoire. Il n'existe plus aujourd'hui pour ces néoplasmes qu'une méthode radicale de traitement : l'extirpation totale.

ANATOMIE DE LA PAROI ANTÉRO-LATÉRALE DE L'ABDOMEN

Avant d'entrer dans le vif de l'étude des tumeurs primitives de la paroi antéro-latérale de l'abdomen, je crois qu'il n'est pas inutile de jeter un coup d'œil sur l'anatomie de cette région.

« Les limites sont, en haut le rebord inférieur du thorax, en bas le pubis et l'arcade crurale; du côté postérieur, certains auteurs donnent comme limite le bord externe de la masse sacro-lombaire, mais il est préférable de prendre à cet effet le bord postérieur du muscle grand oblique de l'abdomen » (Tillaux) (1).

J'emprunte au même auteur la nomenclature des couches dont la superposition constitue la paroi. Ce sont sur les côtés :

1° La peau doublée d'un tissu cellulo-adipeux d'épaisseur variable.

2° Plan musculo-aponévrotique :
- Le fascia superficialis.
- Une toile celluleuse recouvrant le muscle grand oblique.
- Le muscle grand oblique et son aponévrose.
- Le muscle petit oblique.
- Le muscle transverse.
- Le fascia transversalis.

3° Le péritoine.

(1) Tr. d'anat. topograph. Paris, 1897.

A la partie médiane on trouve :

1° Peau et tissu cellulo-adipeux.

2° Plan musculo-aponévrotique. . . . .
- Feuillet antérieur de la gaine du grand droit.
- Muscle grand droit et en bas muscle pyramidal.
- Feuillet postérieur de la gaine double du tissu sous-péritonéal.

3° Péritoine.

Sur la ligne médiane, on rencontre la peau, l'aponévrose de la ligne blanche et le péritoine avec du tissu cellulo-adipeux intercalé entre ces divers plans.

Vaisseaux : 1° Artères. Elles proviennent de la mammaire interne en haut, de l'épigastrique et de la sous-cutanée abdominale en bas, de quelques intercostales, des lombaires et de la circonflexe iliaque ;

2° Les veines profondes suivent les artères, les superficielles s'anastômosent avec celles du thorax ;

3° D'après Poirier les lymphatiques se divisent en un groupe superficiel et un groupe profond. Le premier, formé des lymphatiques cutanés se compose de vaisseaux issus de la région antérieure et aboutissant aux groupes supéro-externes et supéro-internes des ganglions inguinaux superficiels. Trois à quatre troncs collecteurs des lymphatiques de la paroi postérieure, cheminant au-dessus de la crête iliaque et en avant d'elle, gagnent également les ganglions supéro-externes de la même région. Les vaisseaux qui naissent au voisinage du rebord costal sont tributaires des ganglions axillaires. — Les lymphatiques profonds nés des aponévroses et des masses musculaires forment des troncs dont les uns, satellites de l'artère épigastrique vont aux ganglions épigastriques et rétro-cruraux internes et externes ; d'autres accompagnent l'artère circonflexe iliaque et aboutissent au ganglion rétro-crural externe ; une voie ascendante, satellite de la branche abdominale de la mammaire externe se termine dans les ganglions de la chaîne mammaire interne.

Ces notions sur la structure anatomique de la paroi antéro-latérale de l'abdomen étant rappelées, passons maintenant à l'étude proprement dite des tumeurs primitives qui peuvent l'affecter. Nous verrons chemin faisant, à propos de chaque variété de néoplasmes, aux dépens de quels plans de la paroi ils se développent.

TUMEURS ÉPITHÉLIALES

Généralités. — Les tumeurs épithéliales primitives de la paroi abdominale sont très peu répandues. L'Allemand Freudenstein (1), dans sa thèse sur les tumeurs des parois abdominales, rapporte 27 observations de néoplasmes de cette région et parmi elles un seul fait de tumeur épithéliale. Malgré des recherches consciencieuses, je n'ai pu me procurer l'histoire des faits cliniques rapportés par Goodell (2), Bouqué (3), Hunt (4), Weinlechner (5), von Mosetig Morhof (6) et Prizzoli (7); je n'en possède que le titre ou un résumé succinct. Tout en regrettant de n'avoir pu posséder en mains ces documents, j'espère que leur absence ne nuira pas trop à cette partie de mon travail. A la région qui nous occupe, en effet, comme le font observer les auteurs du Traité de pathologie externe, ces néoplasmes ne présentent pas de caractères bien spéciaux; un seul cas, assez typique, comme celui de Freudenstein,

(1) *Thèse*, Marburg, 1883.
(2) *Med. a surg. Rep. Philad.*, 1883.
(3) *Clin. chir. de l'Univ. de Gand*, 1873.
(4) Cincinnati Lancet a Clinic, 1879.
(5) Œrztliche Revies der priv. Heilaustalt des Drs Eder, 1869-75.
(6) Berichte des KK. Krankenhauses Wieden, 1879.
(7) Soc. medic. Bologna, 1873.

suffira, je l'espère, à donner au lecteur une idée de cette affection.

Je n'ai pas en ma possession suffisamment d'observations pour pouvoir fournir un appui solide à des considérations sur les influences plus ou moins nettes exercées par l'âge et le sexe des sujets sur le développement de ces néoplasmes ; on remarquera cependant que le cas de Freudenstein porte sur une femme n'ayant pas eu de grossesses, âgée de 35 ans, âge peu avancé, auquel on rencontre assez rarement des tumeurs de ce type.

Anatomie pathologique. — *a)* Les épithéliomes primitifs de la paroi abdominale tirent leur origine de la peau. Selon Cornil et Ranvier, les tumeurs de cette classe développées dans les muscles sont toujours secondaires, résultant soit d'une métastase provenant d'une tumeur éloignée, soit de la propagation d'un carcinome voisin. Cette règle générale est valable ici comme ailleurs et Heurtaux avait raison de formuler les plus expresses réserves au sujet d'un épithéliome cylindrique développé aux dépens des muscles de la paroi, opéré par lui ; bien qu'il n'y ait pas eu d'autopsie permettant de rechercher le point de départ primitif de cette tumeur.

b) Ces tumeurs, ici comme en d'autres régions, se présentent sous forme de tissus gris, blanchâtres ou rosés, friables, sans limites bien nettes.

c) Microscopiquement, on sait qu'elles appartiennent au type de l'épithélioma pavimenteux et généralement à la variété lobulée.

Elles se composent essentiellement d'un stroma conjonctif et de masses cellulaires en voie de prolifération plus ou moins active. On trouvera des détails plus complets au sujet de la structure des épithéliomas cutanés dans le Manuel d'histologie pathologique et les Traités de chirurgie.

Étiologie. — 1) La cause efficiente du développement des épithéliomes est encore à déterminer.

2) Les causes occasionnelles possibles à la paroi abdominale, de même qu'en d'autres parties du corps peuvent être des traumatismes fréquents auxquels la région est assez exposée, de petites plaies cutanées lentes à se cicatriser, comme dans le cas de Freudenstein. Je ne parle pas de l'hérédité, dont la valeur pathogénique est encore et toujours discutée.

Symptomatologie. — Le *début* se fait généralement d'une façon insidieuse, le néoplasme s'installe sans fracas sur quelque petite ulcération ancienne, les malades ne viennent consulter souvent que tardivement. Celle de Freudenstein lorsqu'elle se présente à l'hôpital a une tumeur ulcérée depuis trois ans et du volume d'un œuf d'oie.

Le fond est sanieux, les bords épaissis et soulevés, caractère dû à l'*induration de la base* sur laquelle repose le néoplasme, induration qui en dépasse la limite superficielle. Dans d'autres cas, le fond de l'ulcère, au lieu d'être sanieux, sera bourgeonnant, végétant.

Avec une rapidité variable selon les cas, il s'étend en largeur et en profondeur. Dans l'observation déjà citée après trois années d'évolution, le néoplasme n'avait encore englobé que le tissu cellulaire sous-cutané et avait respecté les plans musculo-aponévrotiques ; dans celle de Prizzoli au contraire un cancroïde de la région épigastrique avait envahi le péritoine dont une partie fut réséquée au cours de l'opération.

On reconnaîtra cliniquement que la tumeur a envahi les couches profondes de la paroi au fait que, mobile dans l'état de relâchement, elle est fixée par la contraction des muscles pariétaux. Je n'insiste pas ici, l'étude de la détermination du siège anatomique des néoplasmes pariétaux étant faite au chapitre suivant.

L'envahissement ganglionnaire est quelquefois assez long à se produire. Il se présente avec les caractères habituels de l'adénopathie cancéreuse ou bien des infections secondaires s'y ajoutent et à l'adénopathie cancéreuse se superposent l'adénite ou adéno-phlegmon banaux. Le fait clinique rapporté dans ce travail est encore typique à ce point de vue ; cependant ces complications lymphangitiques ne sont pas très communes (Faure).

Comme symptômes généraux, ces tumeurs généralement peu douloureuses n'affectent souvent pas beaucoup l'état général des sujets.

Marche. Durée. Terminaison. — Leur marche peut comprendre les phases indiquées d'une façon générale par Delbet : 1° début, phase assez longue dans le cas de ces tumeurs ; 2° envahissement des tissus ou organes voisins, qui se produit souvent très lentement ; 3° envahissement ganglionnaire ; 4° ulcération, ce dernier phénomène généralement précoce dans les épithéliomas cutanés.

La durée est souvent fort longue vu le peu de retentissement sur l'état général et les malades peuvent succomber à une affection intercurrente ou à l'envahissement d'autres organes.

Diagnostic. — Il est généralement facile, d'autant plus que les malades viennent souvent consulter à une période déjà avancée de l'affection. On pourra penser à la syphilis, accident primitif ou gomme, le premier se reconnaît à sa forme arrondie régulière, légèrement saillante, il est recouvert de la couche cornée ; son début est récent, l'adénite précoce et répondant aux caractères si bien indiqués par Ricord, enfin il disparaît bientôt par des soins convenables.

La gomme cutanée ou sous-cutanée présente d'abord une période de crudité puis se ramollit et s'ulcère. Elle se présente alors sous la forme d'une cavité à bords nets, taillés à pic dont le fond est constitué par une masse dure, adhérente d'un blanc jaunâtre, le bourbillon gommeux. Les gommes, quelquefois uniques, peuvent aussi exister en nombre considérable sur le même sujet. Enfin le traitement pierre de touche pourra rendre service pour établir le diagnostic différentiel ; mais il faudra dans la mesure du possible éviter d'y avoir recours, l'iodure de potassium exerçant parfois une influence très défavorable sur la marche d'un épithélioma (Darier et Rist) (1).

Il y aura lieu également de faire le diagnostic différentiel de l'épithélioma et des affections bacillaires : gomme scrofulo-tuberculeuse et lupus. La première présente de grandes analogies avec la gomme spécifique, cependant son évolution est plus lente, quand elle est ulcérée elle présente des bords décollés amincis ; l'examen attentif du sujet, ses antécédents personnels et familiaux,

---

(1) In Manuel de médecine.

la recherche du bacille de Koch, la non-efficacité du traitement ioduré éclaireraient la nature vraie de l'affection. Le lupus est caractérisé par sa mollesse, il est doux au toucher, ne repose pas comme l'épithélioma sur une induration plus large que lui et s'étendant vers la profondeur. On y remarquera généralement les nodules lupiques caractéristiques.

Pronostic. — Moins sombre que celui des épithéliomas d'organes importants, il n'est cependant pas très favorable, malgré l'évolution assez lente de l'affection. Les récidives répétées locales et éloignées peuvent conduire à de graves opérations, comme dans l'observation de Freudenstein. D'autres cas sont plus satisfaisants, ainsi celui de Prizzoli. La rapidité de l'évolution et l'examen histologique, renseignant sur la prolifération plus ou moins active des éléments néoplasiques pourront fournir pour le pronostic des données très sérieuses.

Traitement. — Les ulcérations suspectes et les petits cancroïdes peuvent être traités par des applications externes de chlorate de potasse (Reclus, Hyvernaud, 50 pour 100 de cas favorables). Les couleurs d'aniline employées par von Mosetig-Morhof, le bleu de méthylène et l'acide chromique préconisés par Darier, les acides nitrique et lactique, le suc de chélidonium majus, ont pu donner quelques heureux résultats; de même autrefois les pâtes caustiques d'un emploi délicat.

Mais si, malgré l'emploi de ces moyens palliatifs, que l'on pourrait être fondé à instituer, surtout si les malades redoutaient beaucoup l'intervention sanglante, le néoplasme n'était pas arrêté dans sa marche et continuait à s'étendre en largeur ou en profondeur, je crois, avec la plupart des auteurs, que le praticien devrait insister pour la cure radicale. Attendre plus longtemps serait s'exposer à l'envahissement étendu des couches sous-jacentes, des lymphatiques et de leurs aboutissants et diminuer les chances de réussite opératoire.

L'*extirpation*, selon l'expression typique de J.-L. Faure devra être *généreuse*. Je pense même que, dans le cas où un groupe ganglionnaire envahi ne serait pas trop éloigné de la tumeur, il serait sage et utile, autant que possible, de pratiquer l'ablation d'une large bande de tissus, peau, aponévrose et muscles entre le néoplasme et le groupe lymphatique. La possibilité d'une semblable résection sera à envisager au point de vue de chaque cas particulier avec les éléments d'appréciation qu'il peut comporter, c'est affaire de sentiment chirurgical et de coup d'œil propres au praticien.

Les contre-indications opératoires pourraient donc être l'envahissement *très large* des plans profonds de la paroi, tel qu'on ne puisse concevoir l'ablation de la masse sans une éventration difficile ou impossible à corriger. Mais l'envahissement *restreint* des couches profondes ne saurait être une contre-indication, témoin le cas heureux de Prizzoli, où l'ablation totale d'un cancroïde ayant pénétré toute l'épaisseur de la paroi, y compris le péritoine, fut suivie de guérison.

Je n'ai pas besoin de dire que la généralisation serait une contre-indication absolue ; de même la certitude d'une tumeur secondaire d'un organe important.

On devra se souvenir, pour formuler à ce sujet des réserves, de la fréquence de la récidive locale ou éloignée.

SARCOMES DE LA PAROI ABDOMINALE ANTÉRIEURE

Le terme de sarcome (σαρξ chair) est très ancien. Il servait primitivement à désigner indistinctement des tumeurs d'apparence « charnues », terme qui se retrouve encore sous la plume de l'Italien Manzoni (Obs. VII).

Ce groupe très confus a été remanié bien des fois : M. P. Delbet (1) y range les tumeurs formées de tissus d'origine mésodermique, ayant pour caractère propre de ne jamais atteindre l'âge adulte, plus simplement les tumeurs conjonctives embryonnaires.

M. Brault (*in* Man. d'histologie pathologique) pense que ces tumeurs sont plutôt caractérisées : « par l'agglomération de cellules conjonctives toujours régulièrement ordonnées par rapport aux axes vasculaires qui les traversent. »

Cette classe renferme, outre les sarcomes purs, des néoplasmes ou d'autres tissus : fibreux, myomateux, myxomateux, cartilagineux coexistent avec les éléments sarcomateux.

---

(1) Delbet. Traité de chirurgie.

§ I. — Sarcomes purs

Généralités. — Parmi les néoplasmes de la paroi abdominale où les fibromes forment une imposante majorité (Sänger) les sarcomes purs ne tiennent au point de vue numérique qu'un rôle modeste. Les chiffres de la statistique donnée par Sänger dans son intéressante étude (1) et qui ne fournit que trois sarcomes purs sur soixante-treize cas de néoplasmes pariétaux, soit 1/25 ; ces chiffres ne doivent probablement pas être considérés d'une façon générale comme l'expression absolue de la fréquence de ces tumeurs. En revanche, Freudenstein qui sur vingt-sept néoplasmes trouve cinq sarcomes soit 1/5,5, Fink (de Prague) (2) qui leur attribue une proportion de 1/7, et Ledderhose dont la statistique indique 18/100 de sarcomes soit 1/5,5 environ, ont été sans doute quelque peu favorisés par le hasard. Füth (de Leipzig) pense (3) d'ailleurs que quelques-uns des cas de ce dernier auteur seraient entachés d'erreur.

Ces tumeurs paraissent communes aux deux sexes et semblent s'y rencontrer avec une fréquence à peu près égale. Si des trois cas rapportés par Sänger deux concernent des hommes et le troisième une personne dont le sexe n'est pas mentionné, si le patient de Fink appartient également au sexe fort, sur les quinze faits cliniques qui

(1) *Arch. f. Gynækologie*, XXIV.
(2) *Prager medizin Wochenschrift*, 1890.
(3) *Centralbl. f. Gynækologie*. Leipzig, 1901.

figurent à la fin de ce travail, neuf se réfèrent à des femmes, six seulement à des hommes.

Ces néoplasmes semblent atteindre des sujets d'âges très différents. La petite malade de de Ruyter (Obs. XIII) était âgée de moins de deux ans, celle de Manzoni (Obs. VII) avait 62 ans, mais entre ces limites extrêmes le maximum de fréquence de ces tumeurs, d'après les faits que j'ai joints à ce travail serait entre 20 et 40 ans (six cas, Obs. II, IV, VI, IX, X, XI) et au-dessus de 40 ans (six cas également, Obs. V, VII, VIII, XII, XIV).

Anatomie pathologique. — *a)* L'origine des sarcomes de la paroi abdominale n'est pas facile à déterminer d'une manière absolument certaine. Les sarcomes peuvent théoriquement prendre naissance partout où il y a du tissu conjonctif ; c'est-à-dire ici, dans le derme de la peau, le tissu cellulaire, le plan musculo-aponévrotique ou le péritoine. D'autre part, lorsque les sujets porteurs de ces tumeurs viennent se faire examiner ou opérer, leur évolution est généralement commencée depuis un temps variable qui se chiffre généralement par des mois, voire même par des années. Elles ont alors englobé dans leur masse plusieurs des plans dont la juxtaposition constitue la paroi et il devient difficile de reconnaître quel est celui qui a servi de point de départ à leur développement. Cependant dans quelques faits cliniques où la néoplasie n'occupait qu'une ou deux des couches pariétales, telles que les observations X (peau et tissu cellulaire), XI (muscle droit) il est possible d'avoir une notion exacte de son point de départ ; dans les autres, il me semble rationnel de penser que l'origine très probable de la tumeur se trouvait dans le strate anatomique occupé par sa masse la plus importante. Ces données étant admises, il semble que les sarcomes dont l'histoire clinique est rapportée ici étaient développés en majeure partie, dans la proportion de 8/15, aux dépens du plan musculo-aponévrotique (1). Nous verrons à l'étude histologique quels sont en particulier les éléments de cette couche qui leur donnent naissance. Trois autres observations (VIII, X, XII) paraissent se rapporter à des sarcomes de la peau. Une seule paraît se référer à une tumeur tirant son origine du péritoine, c'est celle de Péan (Obs. IX) où « on remarque l'envahissement des diverses couches, la portion envahie s'élargissant en allant vers le péritoine ». Cette vue tendrait à recevoir confirmation de ce fait qu'une masse considérable de la tumeur traversant la séreuse occupait la cavité abdominale. Dans l'observation I, Wheeler penche à croire que l'énorme sarcome opéré par lui tirait son origine du pubis. Cette opinion est fondée sur la constatation d'un pédicule rattachant le néoplasme à l'os. On sait aujourd'hui la signification réelle de cet appendice auquel les auteurs des premières recherches sur les fibromes pariétaux attachaient tant d'importance. Il semble résulter de la tension (2) exercée sur les aponévroses par la tumeur et peut-être aussi d'un épaississement pathologique de ces tissus. L'origine osseuse de ce cas me semble donc plus qu'improbable.

---

(1) Obs. II, III, IV, V, VI, XI, XII, XIV.

(2) La tension exercée sur les tissus voisins par cette énorme néoplasie était si considérable que « elle avait remonté les grandes lèvres de telle sorte que la vulve restait ouverte les jambes étant rapprochées » (Wheeler).

b) Macroscopiquement les sarcomes se présentent sous des aspects assez variables. Leur volume et leur poids dépendent du temps qu'a duré leur évolution et de la rapidité de leur accroissement. Dans l'observation de Wheeler (Obs. I) la tumeur atteignait le poids de 10 livres anglaises (3^{kgr},730), celle de Péan (Obs. X) avait un volume énorme, d'autres présentent une masse bien inférieure, pomme, orange ou œuf de poule.

Quelques-uns sont entourés d'une capsule (Obs. II, VI, XIII, XIV), nous verrons au sujet des fibro-sarcomes quelle valeur on doit attacher à l'existence de cette enveloppe, qui ne limite qu'en apparence la néoformation.

La consistance de ces néoplasmes et leur couleur ne sont pas constantes. Les uns sont mous, élastiques, demi-fluctuants ou fluctuants, d'une teinte gris rosé à la coupe qui fournit peu de suc. D'autres blancs grisâtres, à consistance de caoutchouc (Lemaréchal) sont résistants, lardacés, lisses et brillants à la coupe. On note souvent la présence de points ramollis ou même de cavités kystiques contenant un liquide séreux ou sanguinolent (Obs. IV, VI ; I, II, IX, X).

c) Histologiquement les sarcomes purs appartiennent aux types suivants :

A cellules rondes (Obs. III, VIII) ;

A cellules fusiformes (Obs. I, VII, XIII) ;

Mixte, à cellules rondes et fusiformes (Obs. II, XII),

a) Les cellules rondes ne répondent pas complètement à cette dénomination ; elles sont plutôt polygonales, contenant un gros noyau ovoïde entouré d'une zone étroite de protoplasma renfermant fréquemment du glycogène.

b) Les cellules fusiformes sont serrées les unes contre les autres, formant souvent des faisceaux qui ne sont pas tous dirigés dans le même sens. Elles peuvent être petites ou grandes, les deux formes existant parfois dans le même néoplasme. Les noyaux sont relativement plus petits que dans les précédents, leurs extrémités sont mousses, ce qui les distingue des noyaux de fibres musculaires lisses. La glycogenèse est généralement moins abondante que dans les sarcomes à cellules rondes.

Les vaisseaux, dans les formes les plus simples, n'ont pas de paroi propre, leur cavité est entourée par les cellules mêmes ; dans d'autres cas il y a des parois propres homogènes et translucides ou fibreuses.

Dans les observations VI et IX, l'examen histologique confirme la nature du néoplasme sans indiquer le mode cellulaire auquel il se rapporte.

Dans les autres le diagnostic a été posé seulement par la clinique et l'examen macroscopique.

Les sarcomes nés du plan musculo-aponévrotique se développent aux dépens du tissu conjonctif, des aponévroses ou des espaces interfasciculaires des muscles (Cornil et Ranvier). Les fibres musculaires isolées les unes des autres par le tissu pathologique s'altèrent généralement et après une phase de prolifération nucléaire se produit dans le centre de la tumeur « l'atrophie progressive de la fibre striée ou même sa disparition complète » *(ibidem)*.

Étiologie. — 1) La *cause véritable* du développement des sarcomes n'est pas encore déterminée. Si Schill en 1887, Moty en 1894, Delbet et Cazin ensuite, ont cru avoir trouvé dans les sarcomes ou dans les liquides organiques de ceux qui en étaient atteints des corpuscules mycéliens ou microbiens caractéristiques ; si les métastases et les greffes accidentelles ou expérimentales, la fièvre qui accompagne parfois la formation de ces tumeurs (Obs. VII) tendraient à faire croire qu'elles soient de nature infectieuse, aucune expérience concluante n'a encore permis de l'affirmer.

2) Dans les *causes prédisposantes* il nous faut mentionner le traumatisme que l'on retrouve souvent noté. Ainsi dans les six faits cliniques cités ici, se rapportant à des hommes, le traumatisme est noté trois fois. Chez une femme également (Obs. III) même antécédent.

La grossesse et les accouchements, éloignés ou au contraire coïncidant avec le développement du néoplasme se rencontrent quatre fois sur neuf observations concernant des femmes.

On a beaucoup discuté la valeur de la gestation et de la puerpéralité dans la genèse de toutes les tumeurs de la paroi abdominale. On a accusé la distension passive de ses plans, les efforts, les ruptures musculaires. Aucune preuve certaine n'est venue appuyer ces théories. Peut-être aussi la grossesse « maladie macrobienne » suivant la boutade d'un de nos maîtres, facilite-t-elle le développement des néoplasies en affaiblissant l'organisme ? J'ai eu occasion de voir une tumeur bénigne (papillome) du volume d'un grain de mil, depuis 10 ans, deux fois décuplée de volume au cours d'une gestation. Mais ce n'est là encore qu'une hypothèse actuellement trop peu étayée de faits.

Il est à noter, je crois, que le sarcome de la paroi abdominale se développe fréquemment sur une tumeur préexistante et d'apparence absolument bénigne, certaines remontant à plusieurs années et n'ayant jamais auparavant augmenté de volume ni causé le moindre trouble. Je réunis en un tableau les neuf cas (sur 15 rapportés ici), où cet antécédent est noté. L'indication de temps se rapporte à la période écoulée depuis que le malade a remarqué la tumeur préexistante, jusqu'au moment où elle s'est accrue. Le tableau indique également la rapidité de cet accroissement et sa cause occasionnelle si elle est connue :

Remarquée depuis 1 an (Obs. III) accroissement rapide après traumatisme ;

Remarquée depuis temps *x* (Obs. IV) accroissement rapide après traumatisme ;

Remarquée depuis 1 an (Obs. VI) accroissement en quelques semaines sans traumatisme ;

Tumeur préexistante :

Remarquée depuis 7 ans (Obs. IX) accroissement rapide depuis 7 mois sans traumatisme ;

Remarquée depuis 10 ans (Obs. X) accroissement depuis 2 ans environ sans traumatisme ;

Remarquée depuis 3 mois (Obs. XI) accroissement rapide après accouchement ;

Remarquée depuis longtemps (Obs. XII) accroissement très rapide sans traumatisme ;

Remarquée depuis naissance (congénitale, Obs. XIII) accroissement rapide à 1 an sans traumatisme ;

Tumeur préexistante :

Remarquée depuis 6 ans (Obs. XV) opérée alors pour la première fois.

Ces tumeurs préexistantes sont-elles déjà des sarcomes ou sont-elles des néoplasmes bénins qui un jour se sarcomatiseront à l'occasion d'un choc, d'un accouchement ou sans raison connue de nous? Je laisse à des recherches futures cette question à éclaircir.

Symptomatologie. — Les sarcomes purs se présentent à la paroi abdominale avec quelques symptômes qui leur sont propres. Ceux qui tiennent à leur situation dans les divers strates anatomiques de la paroi leur sont au contraire communs avec les tumeurs d'espèces voisines, fibro, myxo ou myo-sarcomes siégeant dans les mêmes plans. Ce que je dirai ici au sujet des symptômes afférents au siège de ces tumeurs sera valable pour les genres susmentionnés et je ne le répéterai pas pour chacun d'eux, ne voulant pas m'exposer à d'ennuyeuses redites.

1) *Symptômes propres A.* — Les *symptômes subjectifs* perçus par les malades sont d'abord la tumeur dont ils remarquent la saillie plus ou moins prononcée et l'accroissement. Certains par négligence ou par un sentiment de pudeur exagérée (Obs. I) attendent longtemps avant d'aller consulter.

Un autre signe subjectif est la douleur : on ne la rencontre pas d'une façon constante. Nous la trouvons ici notée dans les observations II, III, VII, IX, XI. Dans l'observation VII, elle est accompagnée de phénomènes fébriles.

Elle apparaît parfois quand une tumeur ancienne, jusque-là stationnaire, prend une marche plus rapide (Obs. IX), d'autres fois le néoplasme, douloureux au début de son évolution, cesse de l'être par la suite (Obs. II) ; des phénomènes inverses peuvent être observés (Obs. III). La douleur est donc inconstante : elle n'existait pas dans le cas de Wheeler où le sarcome atteignait 3^{kgr},730, elle est donc indépendante du volume. Lorsqu'elle existe, elle n'est généralement pas très vive, dans le seul cas de Manzoni, elle est intense ; rarement elle est continue, elle se présente plutôt sous forme de tiraillements ou de pincements. — La gêne fonctionnelle est quelquefois notée (Obs. I, II), ce qui n'a rien pour nous étonner elle doit même exister plus souvent que les auteurs de ces observations ne l'ont mentionnée.

B) — Les *signes objectifs* sont : 1) *A la vue :* la saillie formée par le néoplasme, saillie variable suivant ses dimensions, et suivant le plan plus ou moins profond qu'il occupe. — Le changement de coloration de la peau est rarement signalé (Obs. XII). Il consiste en une coloration livide du tégument entourée d'une zone plus colorée, Péan était porté à le considérer comme un signe précurseur de l'ulcération. — Celle-ci dans les 15 cas rapportés ici s'est produite cinq fois (Obs. I, IX, X, XIV et récidive de III). Les auteurs de ces observations n'ont généralement pas insisté beaucoup sur ses caractères. Dans l'observation IX, Péan la décrit ainsi : « rougeur érythémateuse et gros bourgeons charnus autour des orifices... ; deux champignons d'aspect sarcomateux se développent au niveau des orifices ».

L'ulcération sécrète un liquide légèrement purulent, caractère dû probablement à des infections secondaires ;

il est aqueux, quelquefois très abondant comme dans le fait de Wheeler où il mouillait les vêtements de la malade au point de faire une tache apparente extérieurement.

On remarque aussi, assez rarement la dilatation variqueuse des veines situées au-devant du néoplasme (Obs. III).

2) *Le palper* renseignera sur la forme et la consistance de la tumeur : *a)* La *forme* est variable, arrondie et régulière dans certains cas, parfois ovoïde, parfois aussi irrégulière, lobulée, ou partagée en deux lobes soit par une partie fibreuse dépendant d'une capsule d'enveloppe, soit par une aponévrose telle que celle de la ligne blanche (Obs. XIII, IX).

b) La *consistance* est différente, non seulement d'une tumeur à une autre, mais même en des points différents d'un même néoplasme (Obs. IV, VI). Les uns sont fermes et résistants dans toute leur étendue, plus fréquemment ils sont rénitents, élastiques, pseudo-fluctuants, franchement fluctuants enfin au point de simuler un abcès. Ceux dont la consistance est la plus ferme appartiendraient plutôt au type histologique à cellules fusiformes (Brault).

3) L'envahissement ganglionnaire est très rare. Sur quinze tumeurs, une seule fois on note la propagation à un des groupes ganglionnaires de la région (Obs. I) l'adénopathie atteint le volume d'une noix. On devrait néanmoins la rechercher dans le cas d'une tumeur de nature mal définie de la paroi, au groupe inguinal si le néoplasme siège dans la moitié inférieure de la paroi, aux groupes inguinal et axillaire s'il affecte la moitié supérieure ; mais on ne devrait pas conclure de son absence

à la nature non sarcomateuse de l'affection. Inutile, je crois, de mentionner l'intérêt que présente la recherche dans les autres amas lymphatiques et les divers organes de métastases ou généralisation possibles.

4) L'adhérence à la peau existe dans près de moitié des cas et s'accompagne une fois sur deux d'ulcération.

5) Les symptômes généraux sont peu accusés ; quelquefois de la fièvre ; l'état général des sujets est le plus souvent peu atteint. Voici le tableau des notes le concernant, chez les malades auxquels se réfèrent les 15 observations ci-jointes, à l'époque où ils furent vus pour la première fois :

	BON	MÉDIOCRE	MAUVAIS	NON MENTIONNÉ
	—	—	—	—
ÉTAT GÉNÉRAL. . . .	6	1	3 2 tuberculoses pulmonaires	5

2) Nous arrivons maintenant à l'étude des symptômes qui pour les sarcomes en particulier et les tumeurs de la paroi en général dérivent de la situation anatomique du néoplasme. Les renseignements au sujet de celle-ci seront fournis par le palper. La division à adopter me paraît être : 1° Tumeurs cutanées ou sous-cutanées ; 2° tumeurs de la couche musculo-aponévrotique.

1° ***Tumeurs cutanées ou sous-cutanées.*** — Elles peuvent tirer leur origine du derme, du tissu cellulaire ou de la face antérieure du fascia superficialis.

a) Tumeurs de la peau : Adhérentes d'emblée. — Elles sont tout à fait superficielles, immédiatement sous la main de celui qui palpe. On les mobilise en tous sens facilement sur les parties sous-jacentes. On peut saisir ensemble la peau et la tumeur entre les doigts et les soulever facilement en faisant glisser le tissu cellulaire sur les plans profonds.

b) Tumeurs du tissu cellulaire sous-cutané : 1) dépendant de la peau : celle-ci ne peut glisser sur elles. — 2) dépendant du tissu cellulaire : cette variété pourrait exister mais je n'en connais pas d'exemple. — 3) dépendant de la face antérieure du fascia superficialis.

Ces néoplasmes sont plus ou moins mobiles par rapport au plan profond. Les muscles contractés forment sous eux un plan résistant les rendant plus accessibles au palper. On n'arrive pas à les saisir et à les détacher du plan profond aussi facilement que ceux de la peau. Lorsqu'ils adhèrent aux plans sous-jacents, cette manœuvre n'est pas possible à exécuter, on peut alors chercher avec l'extrémité des doigts à délimiter leur base. Si celle-ci est plus étroite que la tumeur, on aura la sensation d'une sphère reposant sur son pied.

Les tumeurs de cette classe, mobiles à l'état de relâchement des muscles, ne sont pas fixées par leur contraction.

2° **Tumeurs de la couche musculo-aponévrotique.** — *a)* Siégeant dans le *muscle et son aponévrose antérieure* : 1) La peau et le tissu cellulaire peuvent être mobiles sur le néoplasme si celui-ci ne les a pas envahis et n'a pas contracté avec eux d'adhérences. Celui-ci se présentera donc plus ou moins nettement à la main qui le palpe suivant qu'il en sera séparé ou non par des tissus sains.

1) *La tumeur* dont le palper peut délimiter les contours *est mobile, les muscles de la paroi étant dans l'état de relâchement*. Cette mobilité assez limitée ; selon la plupart

des auteurs, est généralement plus marquée dans le sens latéral que de bas en haut.

Il serait rationnel de penser que les néoplasmes non mobilisables de bas en haut appartiennent au muscle droit et à sa gaine, corde tendue verticalement et plus facile à écarter de sa position dans le sens horizontal que de ses points d'attache. Ceux qui dépendent des muscles obliques et transverse, pour des raisons anatomiques faciles à concevoir, pourraient au contraire être déplacés dans le sens vertical. Cette théorie demanderait à être étayée d'un certain nombre de faits cliniques probants.

2) *Les muscles étant contractés la tumeur devient immobile.*

C'est là un caractère fondamental qui affirme d'une façon indéniable que le néoplasme examiné siège dans la couche musculo-aponévrotique.

Pour obtenir la contraction des muscles, on emploiera le moyen classique qui consiste à inviter le sujet, couché dans le décubitus dorsal à se mettre sur le séant sans le secours de ses bras. Un aide peut de plus s'opposer au mouvement en appuyant une main sur le thorax.

3) Dans ces conditions on remarquera quelquefois une diminution du relief de la tumeur (fibro-sarcome, Obs. I).

Si au contraire la gaine antérieure est prise seule ou avec une faible portion du muscle sous-jacent, la tumeur, supportée par le plan contracté au-dessous d'elle se présentera à la main de l'observateur avec un relief très net (1).

---

(1) J'ai eu occasion de l'observer chez un homme âgé de 23 ans, qui vint

b) Tumeurs siégeant à la *partie profonde du muscle* et dans *son aponévrose postérieure*. Ces tumeurs n'adhèrent pas aux plans superficiels, la peau et le tissu cellulaire sous-cutané sont donc libres. Ces néoplasmes se présentent le plus fréquemment avec les caractères de la catégorie précédente. Si nous les avons rangés à part, c'est qu'ils présentent parfois des caractères spéciaux. Ce sont :

1) La sensation de portion musculaire tendue en avant de la tumeur lorsque l'on fait contracter les muscles (sarcome, Obs. II).

2) Disparition de la tumeur pendant la contraction des muscles (fibro-sarcomes, Obs. V). Ce phénomène, que l'on s'explique facilement, par l'interposition entre la néoplasie et la main de l'observateur d'un plan résistant et très fortement tendu, pourrait induire en erreur et faire prendre une tumeur pariétale pour un néoplasme intra-abdominal.

C'est dans ces cas surtout qu'il importera d'avoir recours à la manœuvre du *soulèvement en masse de la paroi*, tel que nous l'avons vu pratiquer par notre maître M. le Dr Campenon. En voici la technique : le ventre étant

---

à la consultation de l'hôpital Cochin. Il portait à la région épigastrique une tumeur, présentant les caractères sus-indiqués, large de une paume et demie, étalée, de consistance variable, très molle par places, indolore et dont il ne s'était jamais aperçu. Fortement engagé à aller consulter en chirurgie, il promit de le faire, mais sans doute par crainte d'une intervention ne tint pas cette promesse et ne fut pas revu.

Détail curieux, ce malade, garçon boucher, ne portait jamais de gilets et, pour cette raison, l'augmentation de volume de la région épigastrique avait passé inaperçue, il était venu consulter pour une affection banale des voies aériennes.

relâché au maximum par la double flexion du tronc, calé par des oreillers, et des cuisses soutenues par des coussins, on saisit à pleines mains, par un large pincement la paroi abdominale ; on la soulève, en même temps qu'on cherche à insinuer l'extrémité des doigts sous la tumeur. On observe :

1) La tumeur vient avec la paroi, elle est pariétale.

2) La paroi se détache facilement de la tumeur ; elle est intrapéritonéale.

3) On soulève la tumeur mais elle paraît retenue profondément, elle est donc pariétale avec des connexions intra-abdominales.

L'examen complet des organes et des fonctions du malade dira quelle a été son origine.

Quelques auteurs engagent à faire cette exploration le sujet étant placé dans la position genu-pectorale.

On devrait également dans des cas douteux rechercher si la tumeur suit les déplacements imprimés aux organes intra-abdominaux par les mouvements respiratoires. Mais j'insiste spécialement sur la manœuvre de la prise en masse de la paroi qui bien exécutée doit permettre d'éviter de fâcheuses erreurs de diagnostic, telles que celle d'Elischer (v. fibro-sarcomes, Obs. VI).

Diagnostic. — La première question à se poser est celle de savoir si la tumeur est dans la paroi : Il s'agit donc de la différencier des affections néoplasiques et autres des organes abdominaux. Pour éliminer ces dernières on se fondera sur ces deux caractères fondamentaux : 1° une tumeur intra-abdominale devient inaccessible au palper pendant la contraction des muscles de la paroi ; 2° elle ne peut être saisie en masse avec la paroi. Enfin on se rappellera que les organes abdominaux subissent l'action des mouvements respiratoires, d'où des déplacements appréciables pour une main exercée.

Ce caractère permit de poser le vrai diagnostic dans un cas atypique, qui fit le sujet d'une des cliniques de M. le Pr Le Dentu en février 1903. Il s'agissait d'une femme amaigrie à *paroi abdominale mince,* chez laquelle le palper faisait percevoir à droite au-dessous des fausses côtes une masse ovoïde, résistante et *encore perceptible les muscles étant contractés.* On pensa d'abord à une tumeur de la paroi, mais la constatation de déplacements synchrones des mouvements respiratoires fit porter en dernier ressort le diagnostic de cholécystite, vérifié par l'opération.

Sur l'état des organes abdominaux, l'examen des fonctions digestives et autres, les touchers rectal et vaginal donneront d'utiles indications. Le siège pariétal de la tumeur étant bien établi, il reste à faire le diagnostic différentiel avec d'autres affections de la région qui pourraient prêter à confusion.

Le sarcome pur sera difficile à distinguer d'autres tumeurs très voisines, fibro, myo ou myxo-sarcomes. Cette dernière catégorie de tumeurs qui d'après Brault ne serait souvent qu'une transformation du sarcome pur se présente avec des symptômes à peu près identiques. Les deux autres ont une consistance généralement plus ferme ; moins riches en éléments embryonnaires, leur accroissement n'est pas aussi rapide, sauf exceptions cependant (cas de Brun, fibro-sarcome, Obs. XXV, volume triplé en six semaines) : On relève plus souvent pour le fibro-sarcome, la grossesse et l'accouchement dans les antécédents, d'autre part l'existence d'une petite tumeur antérieure prenant brusquement une allure rapide est peu fréquemment notée. De fait la différenciation clinique de ces néoplasmes n'a de valeur qu'au point de vue du pronostic, tous étant justiciables de l'ablation totale, après laquelle l'examen histologique pourra fournir à celui-ci un terrain vraiment solide.

Le fibrome pur présente une consistance très ferme, la grossesse et l'accouchement coïncidant avec son début ou son accroissement rapide sont presque toujours notés (57/65 fois d'après Labbé et Rémy) (1). Son accroissement est généralement beaucoup plus lent. Ce néoplasme doit d'ailleurs également être enlevé chirurgicalement, sa masse considérable pouvant occasionner des troubles variés, sans compter la possibilité d'une dégénérescence maligne.

Le lipome pourrait présenter à première vue quelques analogies avec le sarcome, son siège plus fréquent dans le tissu cellulaire sous-cutané, sa *consistance mollasse uniforme,* son évolution extrêmement lente, l'absence d'adhérences à la peau et généralement au plan musculo-aponévrotique éclaireront l'observateur.

La gomme syphilitique, celle des muscles surtout, serait capable d'induire en erreur. Sa consistance la rapprocherait plutôt du fibro-sarcome lorsqu'elle est à la période de crudité ; mais, de toutes façons, l'erreur sera facile à éviter ; « le tégument qui la recouvre, moins mo-

(1) Tr. des fibromes. Paris, 1888.

bile que normalement, présente un léger changement de coloration de la peau ; le tissu cellulaire sous-cutané est légèrement infiltré, cet œdème est minime, mais une pression exercée pendant une minute environ donne une petite dépression qui est un signe caractéristique de premier ordre (Nélaton) ». Enfin à ce point de vue les renseignements recueillis sur les antécédents du malade et les résultats du traitement spécifique auraient une importance sur laquelle je n'insisterai pas davantage.

Les hernies seront reconnues par leurs signes habituels et leur réductibilité.

Les hématomes se présenteront avec des antécédents traumatiques, effort ou choc direct ; on notera que loin de s'accroître, ils diminuent lentement mais progressivement.

Les abcès chauds évoluent avec des symptômes généraux et locaux qu'il est inutile de rappeler ici. Les abcès froids, à évolution très lente, franchement fluctuants se rencontrent généralement au voisinage des os sur lesquels on trouvera les lésions qui ont été le point de départ. L'examen de l'état général des divers organes, la ponction et l'examen du pus lèveraient tous les doutes (1).

Les kystes hydatiques sont bien rares en cette région. En cas de doute la ponction fournirait un renseignement certain.

Le testicule ectopié, parfois atteint de tumeurs, pourra prêter à équivoque, que lèverait la constatation de la présence d'une seule glande spermatique dans le scro-

---

(1) L'examen du sang pourrait fournir des indications décisives par les variations de sa formule leucocytaire.

tum et la recherche de la sensibilité spéciale à l'organe en question.

Les kystes sébacés siègent dans la peau, où le sarcome se rencontre assez rarement, le point noir qui existe à leur sommet ou l'issue à la pression de matière sébacée les feront reconnaître.

Les varices dont j'ai eu occasion d'observer récemment un paquet volumineux à la paroi abdominale forment des cordons sous-cutanés généralement flexueux, de coloration bleutée, dépressibles.

Rarement des tumeurs d'organes abdominaux se propagent à la paroi ; cette complication secondaire tardive a été généralement précédée des signes cliniques de l'envahissement de l'organe primitivement atteint et le diagnostic aurait quelque peine à errer.

Marche, durée, terminaison. — Les sarcomes de la paroi abdominale s'accroissent d'une façon continue avec une rapidité variable. Ils tendent à englober dans leur masse les organes voisins, mais cette tendance se manifeste avec une intensité variable : Ainsi la tumeur de l'observation X, adhérente à la peau, dans laquelle elle avait vraisemblablement pris naissance, ne dépassait pas, après deux ans d'évolution active, la mince barrière de l'aponévrose superficielle. L'adhérence à la peau est notée 7 fois (Obs. I, réc. de II, III, IX, XIV, VIII, X et XII) ces trois derniers cas sont d'ailleurs des tumeurs de la peau. Nous avons vu plus haut quelle est la fréquence de l'ulcération.

Le péritoine était intéressé par la tumeur dans les observations VI, XI, XIV, V et IX soit dans 1/3 des cas. Dans les faits cliniques XIV, V et IX, la barrière opposée par lui à la néoplasie avait été franchie, pour envahir : l'épiploon dans les deux premiers, la cavité abdominale et plusieurs de ses organes dans le dernier.

Extirpés chirurgicalement, les sarcomes de la paroi récidivent fréquemment, dans la proportion de 75 pour 100 environ.

La durée de l'affection est très variable, oscillant entre quelques mois (Obs. XII) et des années. Ces différences ont conduit à penser que le groupe des sarcomes pourrait être composé de néoplasmes de nature tout à fait différente. Cette conclusion ne doit pas être forcément adoptée : ne voyons-nous pas des affections bien définies comme la tuberculose, évoluer tantôt sous une forme aiguë, tantôt d'une manière chronique?

Le sarcome de la paroi abdominale, même si son évolution est lente, doit fatalement amener la mort soit par cachexie, soit par envahissement d'autres organes.

Pronostic. — Le pronostic des sarcomes purs de la paroi abdominale antérieure est assez sombre. Si ces néoplasmes ne causent pas toujours par eux-mêmes et rapidement, comme nous l'avons vu, des troubles très profonds de la santé générale que l'on observe surtout quand une maladie telle que la tuberculose pulmonaire vient s'y superposer; il n'en est pas moins vrai que, par le volume qu'ils acquièrent parfois, par l'ulcération fréquente de la peau, ils constituent déjà par eux-mêmes une infirmité grave. La fréquence de leur récidive après opération (7/9 fois), la possibilité de la généralisation, de la propagation à la cavité abdominale, à l'épiploon, au foie, au testicule ou à d'autres organes directement ou par métastases n'ajoute pas une note favorable au tableau clinique de cette affection.

La statistique chargée de la mortalité post-opératoire doit être attribuée en partie au fait que certaines observations datent d'une époque heureusement passée où l'on n'atteignait pas sans crainte et sans dommage le péritoine et ses abords immédiats.

L'examen histologique après opération fournira des renseignements sur la nature des éléments, leur prolifération active, la formation plus ou moins abondante de glycogène. « Il paraît établi que les variétés à cellules rondes et à cellules fusiformes petites et grandes sont très fréquemment d'allure rapide et donnent lieu à l'explosion de tumeurs secondaires dans tous les organes » (Brault).

On se souviendra enfin que les récidives post-opératoires appartiennent souvent à des types d'une malignité plus accentuée (Obs. III et IV).

Traitement. — On ne peut guère parler ici, à l'heure où nous vivons de traitement médical. L'Américain Colery (1) a tenté les injections dans le néoplasme de « toxines mêlées de streptocoque érysipélateux et bacille prodigieux », singulière association dont il semble difficile d'apercevoir le fondement théorique. Il aurait ainsi obtenu des guérisons. Ses expériences sont d'ailleurs rappelées assez longuement dans le Traité de Chirurgie, par M. Delbet. Je n'ai pas connaissance que cette thérapeutique ait été instituée en France.

Je crois que, dans tous les cas, l'extirpation est à l'heure actuelle le procédé de choix. Elle doit être aussi

---

1) *Annals of Surgery*, XXVI, 1897, p. 232.

hâtive et complète que possible, par conséquent large et cernant en tissu sain les plans infiltrés ou adhérents au néoplasme. On sectionnera donc à distance de la tumeur, au lieu de la décortiquer avec les doigts, comme le conseille encore Roguet dans une thèse pourtant récente (1897).

S'il existe une capsule, on devra se garder de s'arrêter à cette barrière trompeuse que d'invisibles traînées néoplasiques ont toujours dépassée.

Les expériences de Sclifossowosky sur des lapins, confirmées par des succès opératoires, ont montré la possibilité de réséquer des surfaces étendues de péritoine ; on ne cherchera donc pas à séparer une tumeur, plus ou moins adhérente, de la séreuse pariétale, comme le faisaient les anciens opérateurs. On se souviendra que l'auteur cité plus haut a pu obtenir d'heureux résultats dans des cas où il n'avait pour fermer la brèche opératoire que l'épiploon, la peau et quelques débris musculaires. Cette large éventration put être suffisamment contenue par un appareil orthopédique.

Sänger (1) conseille d'enlever systématiquement les muscles et le péritoine sous-jacents à la tumeur.

Trèves (Obs. X) n'a pas hésité à réséquer toute la paroi y compris la peau non adhérente à la tumeur.

Je pense que toutes les fois que le volume du néoplasme et la laxité de la paroi le permettront, il sera prudent de pratiquer ces ablations larges qui donnent au chirurgien une assurance de plus contre la récidive.

Contre-indications à l'opération. — La plus impor-

---

(1) *Arch. f. Gynækol.*, XXIV.

tante, sans contredit, est l'envahissement de la cavité péritonéale et des viscères. On le reconnaîtra cliniquement, soit à l'impossibilité de décoller la tumeur à sa partie profonde en la soulevant en masse avec la paroi, soit à des troubles fonctionnels graves montrant une atteinte sérieuse des organes abdominaux.

En second lieu j'indiquerai la vaste étendue de la tumeur.

Il y a là une affaire d'appréciation et de sentiment chirurgical propre à chacun. Une paroi abdominale flasque fournira facilement de quoi réparer une brèche étendue : une autre tendue à l'excès subirait par l'ablation d'un néoplasme de même taille un délabrement irréparable. On ne peut donc formuler de règle générale convenant à tous les cas et, dans chacun en particulier, le praticien n'aura pour appuyer sa décision que la justesse de son coup d'œil et les déductions rationnelles tirées de l'examen attentif du sujet (1).

Manuel opératoire. — Le sujet et les instruments seront préparés comme pour une laparotomie.

L'anesthésie générale sera absolument indiquée, quoique dans un cas l'opération ait été faite avec anesthésie locale (fibro-sarcomes, Obs. II).

Pour l'opération elle-même, on pourra suivre avec avantage le mode employé par mon maître M. le Dr Campenon et exposé à l'observation I (fibro-sarcomes).

L'hémostase de tout vaisseau important, en particu-

(1) Il est à noter que la grossesse n'est pas une contre-indication : dans deux cas (fibro-sarcomes, Obs. XII et myo-sarcome, Obs. I), où l'intervention eut lieu au cours de la gestation, l'accouchement eut lieu à terme.

lier de l'épigastrique fréquemment intéressée pourra être assurée immédiatement par un aide.

Certains auteurs préfèrent à la suture profonde aux fils d'argent le surjet au catgut du péritoine et la suture par étages du plan musculo-aponévrotique et de la peau.

Pansement à la gaze iodoformée ou stérilisée, comme pour une laparotomie.

§ II. — Myxo-sarcomes — Mélano-sarcomes

1° Le myxo-sarcome ne serait, selon Cornil et Ranvier, qu'une transformation du sarcome ordinaire précédant l'évolution kystique du néoplasme, mais il pourrait se généraliser sous cette forme.

Cliniquement, il se présente comme le sarcome pur. L'observation de Roguet note l'existence d'une tumeur préexistante depuis dix ans, la forme bilobée du néoplasme, sa consistance uniformément mollasse.

Histologiquement, la substance est infiltrée de sérosité et avec le tissu sarcomateux coexiste le tissu muqueux, « à cellules pâles fusiformes ou anastomosées par de nombreux prolongements et des cellules rondes petites, situées au milieu du liquide muqueux » (1).

Au point de vue de leur marche, de leur pronostic et de leur traitement ces tumeurs sont identiques aux sarcomes purs.

2° Le mélano-sarcome est un sarcome dont les cellules sont chargées de granulations pigmentaires, de mé-

---

(1) Manuel d'histologie pathologique.

lanine, produit auquel certains auteurs ont été portés à attribuer un grand intérêt. Quelques-uns ont supposé que ces grains colorés étaient des parasites, cause de l'affection, d'autres pensent qu'il ne s'agit là que de dépôts de matière colorée analogue au pigment choroïdien. Ces tumeurs naîtraient aux dépens du tissu cellulaire sous-cutané ou du derme. Elles se présentent très rarement à la paroi abdominale où à ma connaissance un seul cas en a été observé(1). Je n'ai pu d'ailleurs me procurer qu'un titre résumé de ce fait clinique.

On connaît d'une façon générale la valeur pronostique de la présence de la mélanine dans les sarcomes. Ces néoplasmes pigmentés présentent une évolution très rapide avec métastases et généralisation dans un bref délai.

La possibilité (Menzel) de leur développement aux dépens de taches pigmentaires pourrait inciter à l'ablation chirurgicale préventive de ces dernières.

§ III. — Fibro-sarcomes

On désigne par ce terme des néoplasmes où, avec le tissu à cellules rondes ou fusiformes en voie de développement actif et demeurant à l'état embryonnaire, coexiste du tissu fibreux adulte ; les éléments cellulaires étant généralement ordonnés par rapport aux axes vasculaires.

Cette catégorie de tumeurs qui se rencontre plus fréquemment à la paroi abdominale que le sarcome pur a été

---

(1) Menzel. *Resoc. san. di osp. di Trieste*, 1876.

extrêmement discutée. On a controversé sur sa nature, sa malignité ; son existence même et où Hippocrate affirmait, Galien a dit non. J'apporterai ici les arguments de ces doctes auteurs, les faits qui peuvent militer dans un sens ou dans l'autre, enfin je résumerai le débat et m'efforcerai de conclure impartialement sans chercher à imposer de ces opinions absolues et présomptueuses que l'histoire des sciences nous montre trop souvent renversées aussitôt qu'élevées.

« Toutes les formes de passage s'observent entre le fibrome fasciculé pur et le fibro-sarcome ». Cette phrase, que j'emprunte à l'ouvrage déjà cité de Cornil et Ranvier, montre, je crois, clairement tout le désordre qui règne dans cette région où, faute de limites nettes, il est bien ardu d'établir une ligne de démarcation entre des tumeurs de nature et de signification différentes. Les nombreuses expressions employées pour désigner indistinctement les néoplasmes où le tissu conjonctif coexiste avec des éléments cellulaires en voie de prolifération suffirait à faire toucher du doigt la confusion qui existe dans les esprits à leur sujet. On les appelle fibro-plastiques, fibro-sarcomes, desmoïdes (de δεσμος lien, tendon), fibroïdes, fibromes riches en cellules (zellenreich de quelques auteurs allemands).

Passons maintenant à l'examen des opinions et des faits qui se rapportent à ce groupe néoplasique.

MM. Labbé et Rémy dans leur Traité des fibromes de la paroi abdominale (1) se prononcent très formellement

---

(1) Paris, 1888.

contre la tendance à ranger ces néoformations dans les tumeurs malignes. Ils tendraient même, semble-t-il, à conclure pour la suppression du terme de fibro-sarcome. Je crois ici devoir citer intégralement : « (à propos de l'ac-« croissement de ces tumeurs)... les cellules jeunes, « rondes et fusiformes du tissu conjonctif se montrent « en plus grande abondance ; de même apparaissent les « vaisseaux sanguins dont les parois sont formées d'élé-« ments de nouvelle formation et non d'un endothélium « parfait. Beaucoup d'anatomistes avaient conclu de cet « aspect qu'il fallait donner le nom de fibro-sarcomes et « même de sarcomes à ces néoformations. Ces tumeurs « auraient changé de caractère et se seraient transformées « en une espèce un peu plus grave. En réalité, nous avons « toujours affaire à des fibromes qui présentent dans leur « évolution plusieurs phases et qui ont toujours le même « caractère de bénignité que rien n'a pu leur ôter jusqu'ici » (p. 165) ; et (p. 125) : « en terminant la description « histologique de ces tumeurs, il faut faire remarquer un « fait de la plus haute importance au point de vue du « pronostic, c'est que l'abondance dans ces tumeurs des « éléments du tissu fibreux en voie de développement tels « que les corps fusiformes ne doit pas entraîner fatalement « un pronostic grave. Toutes les tumeurs que nous avons « examinées étaient composées de tissu fibreux riche en « cellules. » Aucune n'a récidivé ni infecté l'économie. — Les auteurs appuient leur théorie également sur le fait que ces néoplasmes sont encapsulés : « ils possèdent de ce « fait un des caractères de bénignité les plus nets que l'on « connaisse. » Ils expliquent aussi d'autre part l'accroissement rapide qui se produit à un moment donné dans ces néoplasmes et leur donne l'apparence de néoplasmes malins : « Dans les tumeurs malignes, les éléments « de nouvelle formation jouissent d'une puissance de « reproduction inaccoutumée et c'est par leur foisonne- « ment qu'ils déterminent l'augmentation de volume. — « Au contraire, dans les fibromes bénins de la paroi abdo- « minale, l'augmentation de volume n'est pas seulement « le fait de la multiplication des éléments figurés du « néoplasme, mais aussi de *l'interposition entre eux d'une* « *substance liquide ou même gélatineuse.* Ce liquide que « Santesson signalait dès 1855 est le principal agent de « l'augmentation rapide de volume. Il détermine aussi le « changement de texture des tumeurs. Elles étaient au « début des fibromes purs, elles *deviennent rapidement des* « *myxomes,* où fibres et cellules sont disséminées au « milieu d'une sorte de *gélatine,* quelquefois même l'ac- « cumulation de liquide est telle qu'il *se forme des kystes...* « Quand ces fibromes se sont mis à grossir, ils ne s'arrê- « tent plus dans leur marche. »

Les auteurs concluent encore à la bénignité du fait de la rareté de la récidive, de la non-généralisation, de ce qu'ils n'ont connu aucun cas d'envahissement des ganglions ou de mort par cachexie, suite du développement de ces tumeurs.

Quelques-uns des 33 cas de fibro-sarcomes dont les observations sont placées à la suite de ce travail paraissent venir à l'encontre de ces conclusions concernant le manque de récidive, la non-généralisation et le non-envahissement des ganglions. Ce sont les cas peu nombreux il est vrai : 1° De Tissot (1) avec diagnostic histologique ; suivi, un mois et demi après, de récidive dans le muscle grand droit et sous la cicatrice, généralisation péritonéale six mois après et mort. — 2° Le cas de Freudenstein avec examen histologique (2) (fibro-sarcome de la peau de la paroi). Récidive six mois après l'opération en deux points de la cicatrice. — 3° Cas inédit de Joxe, où malheureusement l'examen microscopique n'a pas été fait, mais où les caractères macroscopiques permettent à peu près, je crois, d'affirmer le diagnostic du fibro-sarcome. Ce cas fut suivi de récidive ganglionnaire à cinq mois de là et le malade mourut de cachexie quelque huit mois après.

A propos de la propagation aux ganglions lymphatiques, il me paraît utile de faire remarquer que des tumeurs malignes de la paroi abdominale, dont la mauvaise nature ne saurait faire doute paraissent envahir très rarement les ganglions. Peut-être y a-t-il là un caractère un peu spécial à la région. Mais voici des faits à ce sujet : sur les 15 sarcomes de la paroi abdominale dont les observations sont contenues dans cette thèse, treize ont été extirpés, six ont récidivé et un s'est généralisé, il y a eu quatre décès post-opératoires, donc sept récidives sur neuf survivances. Ces récidives ont été quatre fois répétées dans deux cas, trois fois dans un cas, une fois dans trois cas, enfin une généralisation. Voilà des tumeurs dont la malignité n'est guère douteuse et parmi elles une seule

(1) *Médecine moderne*, 1900.
(2) In *Thèse*, Marbourg, 1893.

avait envahi d'une façon précoce un ganglion inguinal, c'est celle opérée par Wheeler avec décès post-opératoire. Une autre (Péan) avait atteint les ganglions mésentériques après avoir pénétré la cavité abdominale et certains des organes y contenus ; elle amena la mort par cachexie sans avoir touché les groupes lymphatiques dépendant de la paroi. Une autre a envahi secondairement des ganglions cervicaux, c'est celle qui s'est généralisée.

Quant à l'influence des tumeurs de la paroi abdominale antérieure sur la santé des sujets, je ferai remarquer que dans les quinze observations précitées de sarcomes, il y a neuf fois des remarques à ce sujet, résumées dans ce tableau déjà cité :

	BON —	MÉDIOCRE —	MAUVAIS —	NON MENTIONNÉ —
ÉTAT GÉNÉRAL. . . .	6	1	3 2 tuberculeux pulmonaires	5

Aux cas de fibro-sarcomes déjà notés, ayant présenté une évolution maligne, vient s'ajouter celui cité par Sänger dans son intéressant mémoire(1) et dont je n'ai pu me procurer l'observation complète. Ce fait clinique appuyé de l'autorité du nom de Billroth se réfère à un fibro-sarcome survenu chez un homme qui mourut de métastases à forme encéphaloïde (je traduis ainsi le mot *weich* proprement *mou*). J'insiste sur ce cas où, comme nous l'avons noté pour plusieurs observations de sarcomes purs, la localisation secondaire ou la récidive se présente sous une forme plus grave que la tumeur primitive.

---

(1) *Arch. f. Gynækol.*, XXIV, p. 30.

Remarquons enfin que l'expérimentation *in anima vili* est arrivée à produire une greffe de fibro-sarcome. Une tumeur de ce genre enlevée par Von Eiselsberg à un rat qui en était porteur a pu être reportée sur un animal de la même espèce et s'y développer (1).

Reportons-nous maintenant au Manuel d'histologie pathologique de Cornil et Ranvier, nous y voyons au chapitre des sarcomes musculaires le paragraphe suivant qui ne paraît pas en conformité de vues avec les idées qui régnaient au sujet de l'encapsulement des néoplasmes au moment où MM. Labbé et Rémy faisaient paraître leur *Traité des fibromes*.

Je cite encore textuellement : « Zone d'envahissement « des sarcomes musculaires... L'infiltration sarcomateuse « s'étend toujours plus loin que ne le ferait supposer « l'examen à l'œil nu... Lorsque les limites sont marquées « par une coque fibreuse ; celle-ci, formée de tissu conjonctif adulte, se continue sur chacune de ses faces, « d'un côté avec le tissu sarcomateux, de l'autre avec le « tissu conjonctif interfasciculaire des faisceaux muscu- « laires voisins... Toutefois, cette coque fibreuse est loin « d'être un obstacle à la progression du néoplasme. « Autour de ses nombreux vaisseaux, entre ses faisceaux, « on retrouve des traînées sarcomateuses, nombreuses du « côté de la tumeur, plus rares à mesure qu'on s'en « éloigne, mais que l'on peut suivre jusque sur sa face « externe et même en dehors de la capsule entre les « faisceaux voisins atrophiés par compression. La coque

(1) *Wiener klin. Wochenschrift*, 1890, p. 927.

« fibreuse n'est donc qu'un signe trompeur de délimi-
« tation (vol. II, page 452). »

Voici d'autre part un passage dans lequel M. Brault dans le même ouvrage explique les phénomènes qui, dans l'évolution des sarcomes, amène finalement la production de kystes. On verra combien cet exposé ressemble à celui dans lequel MM. Labbé et Rémy nous ont donné plus haut leur théorie de l'accroissement rapide des tumeurs qui nous occupent(1). J'ai mis à dessein en lettres italiques dans les deux extraits les expressions identiques de sens et même de forme :

« Il est possible que le mécanisme de cette altération
« soit tout autre. Peut-être faut-il incriminer une dispo-
« sition irrégulière des lacunes et des vaisseaux. En effet,
« si les anastomoses sont insuffisantes ou trop étroites, il en
« peut résulter une gêne considérable se traduisant par
« un *état œdémateux*(2) bientôt suivi de l'altération des
« cellules et de la dilacération du tissu sur une étendue
« variable. Les cavités qui en dérivent sont irrégulières
« et contiennent un *liquide séreux* quelquefois filant, plus
« rarement *analogue à la gélatine*(3). »

Et ailleurs : « Cornil et Ranvier pensent que toute
« rupture est précédée par *la transformation muqueuse*(4)
« des cellules du sarcome. »

---

(1) Voir plus haut.

(2) N'y a-t-il pas identité entre l'état œdémateux d'un tissu et « l'interposition entre eux (ses éléments) d'une substance liquide », etc. (Labbé et Rémy).

(3) Cf. Labbé et Rémy. Substance liquide ou mieux gélatineuse.

(4) Cf. *Ibid.* Elles deviennent rapidement des myxomes.

Je crois que de la confrontation de ces citations, il ressort que les tumeurs dont les auteurs du traité des fibromes font des néoplasmes toujours absolument bénins, subissent à un moment donné de leur développement des transformations à peu près analogues à celles qui marquent une des phases de l'évolution des sarcomes. Et chose encore plus remarquable, c'est à ce moment psychologique qu'elles prennent une marche rapide analogue à celle d'un néoplasme de mauvaise nature.

Résumons enfin ce long débat et disons que les tumeurs que l'on range dans la catégorie actuellement mal délimitée des fibro-sarcomes présentent les caractères suivants dont les unes paraissent favorables à l'idée de malignité, les autres opposés à cette idée :

Caractères de malignité. — 1°) Après avoir été stationnaires pendânt une période variable, ou au contraire d'emblée, ils s'accroissent parfois très rapidement, envahissant les tissus voisins de celui où ils ont pris naissance. Ils subissent dans leur structure intime des variations analogues à celles qui se produisent à une phase de l'évolution des sarcomes. Après extirpation, quelques-uns récidivent non seulement *in loco,* ce qui peut arriver aux fibromes purs (aussi n'ai-je pas mentionné les cas assez nombreux de récidives de ce genre), mais à la cicatrice, dans les ganglions ou d'autres organes.

Caractères de bénignité. — Rareté de la récidive après opération, rareté de la propagation aux lymphatiques, absence de retentissement sur l'état général des sujets atteints de ces tumeurs.

Nous avons vu que ces deux derniers caractères ne

sont pas spéciaux aux fibro-sarcomes de cette région, mais qu'ils les partagent avec des néoplasmes d'une malignité indubitable. Quant à la rareté de la récidive, ne serait-ce pas à désespérer de la chirurgie si toute tumeur de mauvaise nature devait forcément se reproduire après ablation.

Si, à la paroi abdominale, le fibro-sarcome ne mérite pas autant que dans d'autres régions qu'on le considère comme une variété de tumeur : « moins vivace que les « sarcomes, mais cependant très redoutable » (1) il ne paraît pas moins difficile d'en faire un néoplasme toujours et absolument bénin.

Damalix, dans sa thèse (2) exprime ses idées au sujet d'une de ces tumeurs sous une forme dont la sceptique et prudente réserve n'est pas pour me déplaire : « ... faire de cette tumeur un véritable fibrome, ce serait supposer que toutes ses parties, particulièrement celles qui sont purement celluleuses auraient dû devenir fibrome : or c'est là une supposition que rien ne nous autorise à faire. Nous ne savons pas si le quelque chose inconnu qui arrête les cellules embryonnaires à la période cellulaire de leur développement et qui fait les sarcomes n'aurait pas agi dans ce cas particulier. »

Probablement en cette discussion, comme en beaucoup d'autres, les défenseurs de chaque opinion détiennent une part de vérité et dans cette catégorie de néoplasies, que l'imperfection de nos connaissances nous oblige à réunir

---

(1) Cornil et Ranvier. *Loc. cit.*
(2) Paris, 1885-86.

sous une même étiquette, se trouvent des éléments de significations diverses.

On devra en tout état de cause se rappeler que comme l'ont si judicieusement observé MM. Labbé et Rémy les néoplasmes de ce genre sont toujours plus bénins quand ils se développpent consécutivement à la gestation et à l'accouchement que chez la nullipare, chez la femme âgée ou chez l'homme.

La chirurgie d'ailleurs, sans souci des querelles d'école rend fibromes purs et fibro-sarcomes justiciables du même traitement : l'ablation totale.

Généralités. — Les fibro-sarcomes de la paroi abdominale paraissent être, après les fibromes, le néoplasme le plus fréquemment développé dans cette région. Si la statistique d'ailleurs restreinte de Fink (1) qui en trouve quatre sur six tumeurs pariétales, me paraît notoirement trop élevée, les deux relevés presque concordants de Sänger (8 sur 74, soit 1/9,2) et de Freudenstein (2) (3 sur 27 soit 1/9) sont, je crois, l'expression la plus approximative de la réalité à cet égard. Le sexe féminin est atteint dans une proportion de beaucoup supérieure. Dans les trente-trois cas rapportés ici vingt-huit, soit 85 pour 100, ont été relevés chez des femmes, cinq seulement, soit 15 pour 100, chez l'homme. De cette deuxième catégorie, un seul s'est développé au-dessous de l'âge de 20 ans, un de 20 à 30 ans, deux au-dessus de 30 ans. Chez les femmes on en trouve un seul au-dessous

(1) *Loc. cit.*.
(2) Ibidem. *Ibidem.*

de 20 ans, douze de 20 à 30 ans, huit de 30 à 40 ans, quatre au-dessus de 40 ans, deux à un âge non indiqué. On les rencontre donc avec le maximum de fréquence dans le sexe féminin et la plupart du temps (40 pour 100) de 20 à 30 ans, c'est-à-dire dans la période active de la vie génitale.

Anatomie pathologique. — 1) Siège origine : ces néoplasmes sont développés en énorme majorité aux dépens du plan musculo-aponévrotique de la paroi abdominale. Cette origine est nettement mentionnée dans vingt-deux observations (Obs. I, II, III, IV, V, VI, VII, VIII, IX, XI, XIII, XVI, XVIII, XIX, XX, XXI, XXII, XXIV, XXIX, XXX, XXXII, XXXIII). Un seul s'était formé dans le tégument pariétal (Obs. XII). Quelques-uns siégeaient au voisinage immédiat du péritoine (XVII, XXV, XXI), mais rien ne permet d'affirmer qu'ils se soient formés aux dépens de la face externe de la séreuse plutôt que du fascia prépéritonéal ou de la face postérieure du plan musculo-aponévrotique. Dans les autres faits cliniques, il n'y a pas de détails fournis à ce sujet.

2) Volume : Il est essentiellement variable, étant fonction de deux facteurs inconstants, la durée et la rapidité de l'évolution du néoplasme. Il oscille comme limites extrêmes entre 6 kilogrammes (Obs. XXV) et la taille d'un œuf de pigeon (Obs. XII).

3) Limites : Les fibro-sarcomes se présentent parfois sous la forme diffuse, sans limites tranchées entre le muscle sain et la tumeur (Obs. I, II, XII), d'autres fois entourés d'une capsule fibreuse d'épaisseur variable (Obs. III, VIII, XI, XVIII, XIX, XXII, XXIV, XXV). Comme je

l'ai fait remarquer à propos des sarcomes purs, cet encapsulement ne marque pas la limite du néoplasme et n'implique pas nécessairement l'idée de bénignité. La malade de l'observation III dont la tumeur présentait ce caractère fut atteinte de récidive un mois et demi après l'opération et succomba rapidement à la généralisation.

4) Consistance : Généralement ferme, on note cependant parfois des parties de consistance peu résistante, mollasse même, correspondant à des portions celluleuses ou à des productions kystiques. L'existence de cavités kystiques est notée cinq fois. Elles contiennent un liquide hématique ou parfois purulent.

A la coupe on remarque les caractères suivants :

Le tissu de coloration blanc grisâtre ou blanc jaunâtre, d'apparence fibreuse, présente quelquefois des parties d'aspect différent, rosées (Obs. I), d'apparence musculaire (IX), ou cellulaire (XVII). Ces points sont ramollis (Obs. II, XVII) et c'est là que l'examen histologique trouvera de préférence des éléments cellulaires en voie de prolifération active.

La présence de suc est très inconstante.

Structure histologique. — On comprendra facilement toute l'importance de l'étude microscopique de ces néoplasmes. Elle donnera un appoint sérieux au pronostic en aidant à discerner des fibromes purs bénins, des néoplasmes voisins qui *peuvent,* rarement il est vrai, récidiver et se généraliser.

1) Le type histologique à cellules rondes paraît le plus rare. Sur treize observations où le résultat de l'examen microscopique est exposé assez complètement, on ne le

rencontre qu'une seule fois (Obs. III) : les cellules sont embryonnaires, c'est-à-dire en voie de développement rapide. La néoplasie montra d'ailleurs cliniquement sa grande vitalité, comme nous l'avons vu précédemment.

2) Le type à cellules fusiformes est signalé onze fois : *a)* Ses éléments sont allongés, leur protoplasma est finement grenu ; *b)* Les noyaux sont volumineux, à plusieurs nucléoles ; *c)* Les cellules forment des faisceaux diversement orientés, dont les uns coupés transversalement peuvent avoir l'aspect de tissu à cellules rondes (André) ; *d)* Les vaisseaux à parois plus ou moins différenciées, parfois embryonnaires (Obs. VII), suivent les traînées celluleuses (Obs. V).

3) Un type mixte à cellules rondes et allongées, mais avec prédominance des cellules rondes, paraît réalisé dans l'observation I.

Aux éléments cellulaires se trouve juxtaposé le tissu fibreux, dont l'association avec ces derniers donne à la tumeur son individualité. Il est représenté par des faisceaux de fibrilles (Obs. V, VII), des fibres lamineuses (Obs. III) ou des travées parallèles (Obs. I) *circonscrivant* des amas ou des traînées cellulaires qui pénètrent entre les fibres et entourent les vaisseaux.

La présence de fibres musculaires dans la tumeur n'est pas impossible théoriquement. Je ne la vois pas signalée dans les observations ; seul Chenantais (Obs. VII) fait mention d'éléments de signification douteuse à cet égard.

Étiologie. — 1) *Cause efficiente* inconnue.

2) *Causes prédisposantes* : Il faut noter au premier rang la gestation et l'accouchement. Ces antécédents sont

notés dix-neuf fois sur trente-trois cas, soit 57/100 fois. Il semble que le développement du néoplasme se produise avec une fréquence égale, soit au cours de la grossesse, soit dans un laps de temps plus ou moins long après l'accouchement.

Quelquefois, une tumeur remarquée pendant la gestation, mais restée stationnaire, prend après la puerpéralité un accroissement rapide (Obs. XXII et XXV).

Dans deux cas seulement, on remarque dans l'histoire de la maladie en plus d'un passé obstétrical, la notion d'un traumatisme.

Ce dernier antécédent est noté seul d'une façon certaine dans deux cas ; deux autres observations le mentionnent d'après les affirmations des malades sans y attacher grande importance.

Dans une dizaine de cas, enfin, on n'a aucune notion des causes proches ou lointaines de l'affection.

En résumé, une seule cause occasionnelle peut être formellement mise en avant, c'est la puerpéralité coexistante ou éloignée. Comment se produit son action ? C'est là une question à laquelle on n'a répondu que par des hypothèses, nous l'avons vu au chapitre des sarcomes.

On a noté beaucoup plus rarement que pour les sarcomes purs (8/33 fois) la préexistence d'une petite tumeur d'apparence inoffensive et n'augmentant pas de volume pendant un délai qui peut aller jusqu'à 20 ans (Obs. XXIV). Trois fois seulement leur accroissement rapide a accompagné ou suivi la grossesse ; dans les autres cas, il s'est produit sans raison apparente.

Le fibro-sarcome paraît donc se développer plus

souvent d'emblée, et non en s'installant sur une néoplasie ancienne à évolution lente.

Symptomatologie. — 1° *Symptômes subjectifs* : 1) Il faut y ranger en première ligne la *tumeur* perçue par les malades soit par hasard, soit parce que son accroissement plus ou moins rapide, quelques douleurs ou rarement son ulcération auront attiré leur attention de ce côté.

2) Le syndrome *douleur* est peu fréquent ; on ne le rencontre guère que dans 1/5 des cas. Encore les malades n'accusent-ils pas de douleurs fortes, continues ; ce sont plutôt des élancements ou des tiraillements.

2° *Symptômes objectifs* : a) *Vue* : On remarquera la plupart du temps dès l'abord la saillie plus ou moins élevée formée par le néoplasme. Quelquefois aussi, l'attention sera attirée par la dilatation variqueuse, assez rare d'ailleurs (Obs. IV, XIX, XXIX), des veines sous-cutanées.

L'ulcération, peu fréquente (Obs. I, II, XIX) se présente sous forme fistulaire, unique ou multiple. L'orifice, bien décrit à l'observation I, n'a pas de caractères bien spéciaux, quelquefois un peu de rougeur inflammatoire au pourtour.

Il sécrète un liquide séro-sanguin ou ichoreux. — Il ne siège pas toujours au point culminant de la tumeur.

b) *Palper.* — La tumeur sera perçue plus ou moins immédiatement sous la main de l'observateur, suivant qu'elle sera adhérente à la peau ou au contraire séparée du tégument par des tissus sains. L'adhérence se rencontre dans un quart des cas environ. On la reconnaîtra facilement comme d'habitude, en pinçant l'épiderme ou en cherchant à le faire glisser sur la masse néoplasique.

Je n'insiste pas sur la détermination de la couche pariétale où siège le néoplasme, ce sujet a été traité d'une façon générale au chapitre des sarcomes. — Examinons donc les autres renseignements fournis par le palper sur les caractères de la tumeur, c'est-à-dire ses limites, sa forme et sa consistance :

1) Pour percevoir les limites de la néoplasie, on cherchera à la saisir entre les mains, — la paroi étant relâchée, — et à introduire en dessous l'extrémité des doigts. Dans le cas d'un fibro-sarcome, on éprouvera alors des sensations variables : certains, encapsulés ou tranchant par leur fermeté sur des parties musculaires voisines à peu près saines paraîtront nettement circonscrits ; plus rarement, d'autres, diffus ou entourés d'une zone infiltrée formant transition avec le muscle sain ne semblent pas présenter de ligne de démarcation (Obs. I, VIII, XI).

2) La forme est le plus souvent ovoïde, généralement à grand axe dirigé de haut en bas, la forme arrondie est moitié moins fréquente. Le diamètre transversal des tumeurs est parfois supérieur au diamètre antéro-postérieur, d'où un aplatissement variable, parfois considérable (Obs. IV). La surface presque toujours lisse et unie présente dans certains cas des irrégularités : ce sont, soit des prolongements rattachés à la masse et pouvant atteindre un volume assez considérable (Obs. IV), soit des saillies peu nombreuses grosses et arrondies séparées par une dépression (Obs. XXV, soit encore des mamelons (Obs. XXXII) ou enfin de petites bosselures (Obs. I, XXX).

3) La consistance est presque invariablement ferme à des degrés divers, rénitente, la plupart du temps dure

(Obs. I, II, III, IV, V, etc.). Seule l'observation XXXII se rapporte à un néoplasme inégalement résistant au palper, presque fluctuant par places.

Ces caractères de forme et de consistance seront appréciés facilement par le palper simple ou bimanuel.

Aucune observation ne signale d'envahissement précoce des ganglions où aboutissent les lymphatiques de la paroi. Dans l'observation II, la récidive se produisit dans les ganglions inguinaux.

3° *Symptômes généraux.* — Les fibro-sarcomes influent généralement peu sur la santé générale des patients, du moins dans les premiers temps de leur évolution. Presque toutes les observations où il y a des remarques à ce sujet notent le bon état général des malades, au moment où ils sont vus pour la première fois, mais dans quelques cas, heureusement peu nombreux, la cachexie survint rapidement (Obs. II et III).

La fièvre n'est notée que dans l'observation VI. Elle fut attribuée à des suites de couches pathologiques : mais, la laparotomie, consécutive à l'erreur de diagnostic commise en ce cas, ayant montré les organes génitaux absolument sains, il faut bien en rapporter l'origine au néoplasme. Cette vue serait encore confirmée de ce fait que la pyrexie dont la malade souffrait depuis deux mois disparut après l'opération : « *sublata causa tollitur effectus.* »

Diagnostic. — Je ne reproduirai pas encore une fois la nomenclature des affections de la paroi dont les symptômes ont été rappelés à propos du diagnostic différentiel des sarcomes purs. Je me bornerai à noter encore une fois que ces derniers présentent généralement un développement plus rapide que les fibro-sarcomes, que leur consistance est moins ferme, que lorsqu'ils adhèrent à la peau ils en produisent plus fréquemment l'ulcération : enfin qu'ils se forment plus souvent aux dépens d'une tumeur préexistante et que les antécédents obstétricaux sont moins communs dans le cas de ces tumeurs.

Pour ce qui est du fibrome pur, on sait que son développement est presque constamment lié à une gestation pré- ou coexistante, que son évolution est fréquemment assez lente.

Nous avons vu déjà que toutes ces tumeurs doivent être enlevées chirurgicalement ; il sera donc facile au praticien, dans les cas douteux, d'insister pour l'intervention en réservant son pronostic définitif jusqu'à l'examen histologique consécutif.

Marche, durée, terminaison. — Le fibro-sarcome de la paroi abdominale, une fois son évolution commencée, continue à s'accroître en envahissant les plans voisins de celui où il a pris naissance. Dans un quart des observations rapportées ici, la peau était devenue adhérente au néoplasme (Obs. I, II, XII, XIV, XVI, XVIII, XIX, XXIV). L'adhérence au péritoine est beaucoup plus fréquente, puisqu'elle se rencontre 16/33 fois (Obs. I, III, IV, VII, XI, XVI, XVII, XVIII, XXI, XXIII, XXV, XXVI, XXVII, XXIX, XXX, XXXI). Mais la séreuse semble former une barrière que ces tumeurs franchissent difficilement ; dans l'observation XXV, la néoplasie fait dans la cavité abdominale une saillie importante dont la périphérie « présente l'aspect du péritoine sain ». Seule, la tumeur de l'observation I avait amené l'adhérence à la paroi d'un des organes contenus dans la cavité : l'épiploon.

La durée est essentiellement variable, pouvant osciller entre quelques mois et plusieurs années, la terminaison naturelle n'est guère connue, presque tous les néoplasmes connus de ce genre ayant été extirpés. Elle est probablement la cachexie et la mort, soit par envahissement d'autres organes, soit par des troubles divers résultant du volume de la tumeur (Obs. XXVII) (1).

Pronostic. — Il doit être réservé, le fibro-sarcome peut dans quelques cas récidiver après opération et se comporter en tumeur très maligne. Or rien ne permet de discerner macroscopiquement ou microscopiquement la possibilité de cette évolution.

Le pronostic opératoire, maintenant surtout où le chirurgien ne craint plus d'aborder le péritoine, est assez favorable. On en jugera par le tableau suivant tiré des observations ci-jointes où le résultat de l'intervention est mentionné.

Fibro-sarcomes opérés, 30 . . .	Guérisons. 23
	Morts post-opératoires 4.
	Récidive-mort 2 (2).
	Récidive perdu de vue 1.

Traitement. — Extirpation chirurgicale. Je ne reviendrai pas sur le manuel opératoire exposé précédemment.

(1) On se souviendra cependant que la forme rare à cellules rondes, autant qu'on en peut juger par un seul cas, semble plus grave.

(2) Billroth, cité par Sänger (*loc. cit.*), a observé une récidive post-opératoire avec généralisation et mort. Je n'ai pu me procurer ce fait clinique.

§ IV. — Myo-sarcomes

Ces tumeurs extrêmement rares (je n'ai pu en relever qu'un seul cas dans la littérature médicale) sont caractérisées par l'association du tissu sarcomateux et du tissu musculaire, représenté dans ce cas unique par des fibres lisses.

L'observation en question note comme cause prédisposante la grossesse avec laquelle l'évolution du néoplasme paraît avoir coïncidé. L'auteur pense que l'origine des fibres musculaires lisses ne peut être rapportée au ligament rond, comme M. Guinard et ses élèves ont cherché à le démontrer pour les fibro-myomes rarement rencontrés à la paroi abdominale. Selon lui, ces éléments pourraient dériver des vaisseaux ; ce n'est là qu'une hypothèse (1).

Cette tumeur, non encapsulée, avait présenté une évolution assez rapide et rien, sauf peut-être sa consistance ferme, ne pouvait permettre, avant l'examen microscopique, de la différencier d'un sarcome pur.

Il serait difficile de fonder sur ce seul cas des déductions sur la marche, la durée et le pronostic de l'affection. Il n'y eut pas dans ce cas de récidive, au moins dans un délai rapproché de l'intervention et celle-ci, comme

---

(1) Selon certains auteurs (Pick et école de Lyon), la fibre musculaire lisse pourrait évoluer en cellule sarcomateuse fusiforme, cette tumeur, suivant cette théorie, pourrait donc présenter des éléments de ce genre à des stades divers de leur évolution.

nous l'avons indiqué plus haut, n'amena pas l'interruption de la grossesse en cours.

Le traitement devra être évidemment le même que celui des néoplasmes étudiés précédemment.

§ V. — Chondro-sarcomes

Il n'existe à ma connaissance qu'un seul fait clinique se rapportant à une tumeur de ce genre et dont l'observation ne m'est connue que par son titre. Son ancienneté d'ailleurs (1833) pourrait faire élever quelque doute sur l'exactitude du diagnostic clinique ou histologique, si ce dernier a été fait.

OBSERVATIONS

Fibro-sarcomes de la paroi abdominale

Observation I

Fibro-sarcome de la paroi abdominale. Ablation. Guérison. — Observation inédite du service de M. le Dr Campenon, à la Charité.

Le 12 *novembre* 1902. — Entre à la salle Petit, lit n° 20, à la Charité, une femme âgée de 65 ans.

Elle vient pour une tumeur de la partie inférieure du ventre dont elle s'est aperçue par hasard, il y a 2 mois, à propos d'un petit suintement survenu à ce niveau. Disons de suite qu'elle n'a actuellement aucune douleur et qu'elle n'en a jamais eu, si ce n'est quelques petits élancements les jours qui précédèrent le suintement sur la nature duquel d'ailleurs il est impossible d'être fixé.

A. *A la vue.* — A égale distance à peu près entre l'épine iliaque et l'ombilic, du côté gauche, existe un très petit orifice fistuleux caché par une petite croûte. Son aspect n'a aucun caractère, même après enlèvement de la croûtelle, il n'est ni en relief, ni cupuliforme ; tout au plus pourrait-on dire qu'il existe à son niveau une dépression du tégument. — La croûte enlevée, on voit sourdre une goutte séro-sanguine.

B. *Au palper.* — Dès qu'on palpe, on perçoit au-dessous de l'orifice l'existence d'une tumeur ferme.

Par un examen méthodique, on recueille les données suivantes :

1° On ne peut pas décoller la tumeur des parties profondes ; on ne peut même pas apprécier ses contours distincts sur les parties profondes : elle ne siège donc pas dans la couche sous-cutanée.

On sent seulement une sorte de tuyau induré prolongeant le petit orifice cutané.

2° La tumeur très nette, très franchement saillante, quand les muscles abdominaux sont relâchés, disparaît en grande partie quand on fait contracter les muscles grands droits (la malade est invitée à s'asseoir sans le secours des bras). — La tumeur siège donc dans les muscles grands droits ou au-dessous d'eux.

3° La paroi abdominale étant relâchée autant que possible, on saisit à pleines mains le pannicule adipeux et la tumeur, et on cherche à soulever cette dernière. Cette manœuvre est assez laborieuse, la femme étant grasse, et la paroi ventrale étant ferme. Après quelques tentatives douteuses, il apparaît bien nettement que l'on peut entraîner et soulever la tumeur. — Elle n'est donc pas sous-péritonéale.

La tumeur est donc développée dans les muscles grands droits avec prolongement dans le tissu adipeux sous-cutané, sans connexion apparente avec les viscères intra-abdominaux.

4° Dans son ensemble la tumeur paraît avoir le *volume* d'un gros œuf de poule à grand diamètre vertical.

5° La *forme* est bosselée, à petites bosselures irrégulières.

6° La *consistance* est absolument dure, sans aucun point ramolli. Le prolongement sous-cutané et cutané présente la consistance banale des trajets fistuleux.

7° Les *limites* qui paraissent très nettes à un examen superficiel sont beaucoup moins précises lorsqu'on explore soigneusement. C'est surtout vers les deux extrémités supérieure et inférieure que les limites sont sensiblement diffuses.

C. *L'exploration au stylet* est infructueuse : on ne peut faire pénétrer qu'un stylet excessivement fin et quelque artifice qu'on emploie dans sa conduite, on ne peut le faire avancer de plus de 1 centimètre et demi environ (or la couche adipeuse mesure près de trois centimètres).

D. *Recherche des ganglions.* — Rien dans l'aisselle gauche. — Quelques petits ganglions transversaux dans l'aine gauche, sans dureté spéciale, légèrement douloureux. Pas de ganglions appréciables dans la fosse iliaque.

E. *Santé générale.* — Parfaite: Rien aux poumons, cœur, reins, appareil digestif, appareil nerveux.

F. *Santé antérieure.* — Aucun passé et en particulier, ni tuberculose, ni syphilis.

Diagnostic. — Sarcome de la paroi abdominale développé aux dépens du muscle grand droit, ou de sa gaine, ou de son intersection tendineuse, avec petit foyer de suppuration développé au voisinage et ouvert à la peau. Les ganglions ne paraissent pas avoir de caractère spécial néoplasique et semblent devoir être rattachés à la fistulette cutanée.

Opération. — Anesthésie par le chloroforme. Incision elliptique de 12 centimètres de long environ sur 4 de large à sa partie centrale, circonscrivant la fistulette. Après avoir traversé la couche adipeuse, le voisinage du néoplasme étant reconnu avec le doigt, on incise largement à distance à droite et à gauche de lui, pendant qu'il est énergiquement soulevé avec une pince de Museux. On termine en le détachant au-dessus et au-dessous.

Pendant ces manœuvres, on constate qu'il englobe toute la gaine du muscle droit et ce muscle lui-même et qu'il empiète un peu au côté externe de cette gaine.

Le néoplasme détaché, la cavité abdominale se trouve largement ouverte et l'on constate une adhérence du grand épiploon dans l'étendue d'une pièce de un franc environ à la face péritonéale de la tumeur. Résection après ligature d'environ vingt-cinq centimètres carrés du grand épiploon.

L'intestin sous-jacent se montre complètement sain et libre.

Quatre fils d'argent assurent le rapprochement des parties profondes et superficielles, mais il semble bien évident qu'au niveau même de la tumeur, l'affrontement profond ne sera que très imparfait. — Suture de la peau au crin de Florence. — Pansement à la gaze iodoformée.

Suites immédiates de l'opération : Réunion par première intention sans aucune élévation de température ni aucun accident.

Les fils d'argent sont desserrés au douzième jour et enlevés le seizième.

Suites éloignées : La malade sort fin décembre munie d'une ceinture appropriée. On constate à ce moment un point faible à la partie moyenne de la cicatrice, de la dimension d'une pièce de un franc environ, nettement appréciable quand elle se soulève.

La malade n'a pas été revue depuis ; elle avait promis de revenir pour peu qu'elle sente quelque chose n'allant pas bien.

Examen macroscopique : La tumeur infiltre le muscle grand droit du côté gauche.

La masse enlevée est du volume d'un gros œuf de dinde.

Elle est de forme irrégulièrement ovalaire, aplatie d'avant en arrière à grand diamètre vertical. — Les dimensions de la partie nettement néoplasiée, pour la vue, sont de 5 centimètres et demi de hauteur, de 4 centimètres en largeur, de 3 centimètres en épaisseur.

A la coupe, la tumeur est de consistance ferme.

Sur une coupe faite dans le sens vertical au centre de la tumeur, on voit qu'elle infiltre le muscle grand droit et sa gaine : elle ne présente aucune trace d'encapsulement.

Elle occupe comme partie centrale le muscle, en avant, elle est limitée par le tissu cellulaire confondu avec elle et par la peau adhérente aussi sur une certaine étendue. En arrière, elle est limitée par le péritoine, qui, sur une étendue de 2 à 3 centimètres, n'est pas décollable. Au centre de la partie envahie du péritoine, le grand épiploon a contracté une adhérence solide à la tumeur. — L'épiploon est lui-même induré sur une hauteur de 1 centimètre. — Le tissu néoplasique est d'un blanc légèrement grisâtre. Il est dur, mais présente quelques points ramollis de couleur rosée ; en particulier à la partie antérieure de la tumeur, existe un point ramolli qui plonge sur une distance de 2 centimètres environ et qui se continue latéralement sur quelques millimètres, car on le retrouve sur une section parallèle. On trouve également à la partie postérieure de la tumeur un autre point ramolli de la grosseur d'un petit pois. Ces points ramollis sont remplis par un tissu bourgeonnant, fongueux, qui se laisse écraser.

La sonde cannelée, introduite dans le point ramolli antérieur, suit un trajet fistuleux qui aboutit à la peau. Autour de ce trajet fistuleux, il y a une induration large de 2 centimètres environ, qui, à la coupe, se trouve être formée par un tissu grisâtre, dissociant le tissu cellulaire.

Aux deux pôles de la tumeur, on trouve deux îlots de tissu musculaire appartenant au muscle grand droit qui paraît par places sain et normal, ailleurs pâle et dégénéré.

Une coupe transversale au centre de la tumeur montre avec plus d'évidence ce caractère de fibres musculaires dégénérées. On voit aussi d'une façon plus précise les rapports de la tumeur avec la gaine du muscle grand droit. En avant, celle-ci est extrêmement épaisse (2 millimètres environ); en arrière, elle est également épaissie. Mais les deux feuillets antérieur et postérieur se continuent sans démarcation, au niveau de la tumeur, en avant avec le tissu cellulaire lardacé, en arrière avec le péritoine. Ce n'est que tout à fait à la périphérie de la tumeur que l'on trouve un peu de graisse sous-péritonéale.

Le péritoine, adhérent au centre de la tumeur, est rouge et vascularisé.

En résumé : Tumeur sans limites nettes ayant envahi tous les plans de la paroi et l'épiploon, à centre en plein muscle.

Examen histologique (M. le Dr Baudet, ancien interne, ancien aide d'anatomie). Coloration à l'hématoxyline éosine.

I. La tumeur est formée en majeure partie par des cellules embryonnaires et du tissu fibreux. Ces deux éléments sont inégalement répartis.

II. En certains points, au centre de la coupe surtout, les éléments cellulaires prédominent; ils existent là presque sans interposition de tissu fibreux : Les cellules sont petites, arrondies avec un gros noyau ; elles sont tassées les unes contre les autres. Ces points de la préparation rappellent le sarcome globo-cellulaire, avec cette différence qu'il y a çà et là du tissu fibreux interposé aux cellules.

III. En d'autres endroits, surtout à la périphérie de la coupe, le tissu fibreux est abondant, représenté par de larges travées parallèles, dissociées par les éléments cellulaires. Ceux-ci sont d'aspect variable, il y a des cellules rondes, allongées, étoilées en amas plus ou moins volumineux. Beaucoup de vaisseaux ont encore leur paroi propre, cependant la paroi de quelques-uns est envahie par les éléments cellulaires.

IV. Le point suppuré présente une cavité vide d'éléments, sur sa paroi on trouve des globules rouges déformés et des produits hématiques. Ce serait donc un petit foyer hémorragique ayant suppuré secondairement.

En résumé la tumeur est un fibro-sarcome développé aux dépens des aponévroses ou des espaces interfasciculaires du muscle droit.

Observation II (Inédite).

Joxe. — *Fibro-sarcome de la paroi abdominale.*

S..., homme de 51 ans. Fait demander le médecin en décembre 1900 pour une tumeur de la paroi antérieure qu'il attribue aux frottements répétés d'un bandage herniaire qu'il porte depuis plusieurs années. Il s'est aperçu de la présence de la tumeur il y a quatre mois, mais elle avait alors déjà un certain volume. Il n'a fait demander le médecin que parce que depuis quelque temps elle s'est ulcérée et le fait souffrir davantage. Pas d'antécédents morbides héréditaires ni personnels.

A l'inspection on trouve à droite entre l'os iliaque, au-dessous de l'épine iliaque antérieure, et la ligne médiane une tumeur du volume d'une petite orange; la peau un peu rouge présente trois pertuis fistulaires laissant échapper un liquide ichoreux. La tumeur adhérente à la peau paraît englober le tissu cellulaire et les plans musculo-aponévrotiques dont la contraction la fixe. Je conseille au malade d'entrer à l'hôpital pour se faire opérer. Il accepte l'opération, mais refuse l'hôpital et sur ses instances pressantes, je me décide à l'opérer.

Après préparation à l'avance du malade et du champ opératoire, anesthésie locale par injections de cocaïne (car je n'ai pas sous la main d'aide convenable), incision ellipsoïde, circonscrivant la tumeur, section successive autour de la tumeur du tissu cellulaire, de l'aponévrose, des muscles grand et petit oblique et enfin du transverse qui paraît légèrement envahi. Le tissu prépéritonéal et le péritoine sont sains. Hémostase et sutures par étages. Pansement iodoformé.

L'opération a été assez rapide et le malade a peu souffert.

Le lendemain T. 37°,7. Le malade demande à manger et me déclare qu'il doit être témoin à un mariage le samedi (nous sommes au mardi) et que rien ne saurait l'empêcher d'y aller. Impossible de le raisonner.

L'état reste bon les jours suivants et le vendredi, je dois à regret lever le pansement que je remplace par un tampon de gaze iodoformée recouvert d'une légère feuille d'ouate maintenue par des bandes entre-croisées de diachylon. Le malade « est de noce » et supporte vaillamment les fatigues de la journée.

Dix jours après l'opération j'enlève les fils. Réunion parfaite, le malade se considère comme guéri.

La tumeur présente macroscopiquement à la coupe l'aspect d'un tissu fibreux ferme blanc jaunâtre. Certaines parties au voisinage des fistules sont ramollies. La tumeur est peu vasculaire.

Je regrette de n'avoir pas eu dans ce pays (Montgeron) le temps et le matériel nécessaires pour un examen histologique. Mais les caractères macroscopiques de la tumeur, son évolution avec adhérence à la peau et ulcération assez rapide me font penser qu'il s'agit d'un fibro-sarcome où l'élément sarcomateux devait être assez important.

Cette opinion me fut confirmée lorsqu'en août 1901 je revis M. S... à Brunoy. Il présentait à cette époque une tumeur assez volumineuse de l'aine du côté droit remontant à deux mois et formée par des ganglions pris en masse.

La peau est adhérente au point culminant, où la tumeur est mollasse presque fluctuante. Je pose le diagnostic de récidive ganglionnaire, sarcome pur probablement d'après la rapidité de l'évolution et la consistance de la tumeur. Le malade demande à être opéré de nouveau. D'accord avec un confrère appelé en consultation, je crois devoir m'y refuser. Le malade est traité par diverses applications résolutives, mais la tumeur s'accroît, le malade se cachectise et meurt au commencement d'avril 1902.

Observation III (Résumée).

Tissot J. — *Note sur un cas de fibro-sarcome de la paroi abdominale,* in *Médecine moderne.* Paris, 1900.

P..., jeune Italienne de 19 ans. Il y a trois mois, elle a vu apparaître au côté gauche du ventre une tumeur qui s'est accrue rapidement et présente actuellement les caractères suivants : volume d'une grosse orange, faisant saillie à gauche de la ligne médiane, étendue du pubis auquel elle paraît s'attacher par un pédicule fibreux jusqu'au-dessus de l'ombilic où elle paraît se continuer avec le grand droit. Ovoïde à grand axe vertical, lisse, dureté ligneuse, indolore à la palpation. Peau libre. Adhérence aux muscles de la paroi dont la contraction la fixe. Elle paraît plonger dans le petit bassin, sans connexion avec les organes génitaux.

État général bon.

Opération. — Tumeur encapsulée adhérant au grand droit et à sa partie inférieure au péritoine pariétal dont une large surface fut excisée, ainsi que le pédicule pubien, sutures par plan. Guérison apparente 15 jours après.

Récidive après un mois et demi dans le grand droit et sous

la peau près de la cicatrice. Mort six mois après par généralisation péritonéale et cachexie.

Tumeur bosselée à tissu blanc dur, aspect fibreux, petites cavités à contenu jaunâtre.

Examen histologique. — Fibro-sarcome avec fibres lamineuses enserrant des îlots de cellules rondes embryonnaires.

Observation IV

Druon. — *Volumineux fibro-sarcome de la paroi abdominale*, in *Journal des Sciences médicales de Lille*, 1897.

B..., Sylvie, 24 ans. Deux accouchements antérieurs. En février 1896, troisième grossesse. Au quatrième mois, elle s'aperçut qu'elle portait un peu au-dessus du pli inguinal droit une tumeur du volume d'un œuf de poule qui, au moment de l'accouchement (novembre), atteignait celui du poing. Accroissement rapide depuis, sans douleur ni phénomènes généraux.

12 *mai* 1897. — Entre à l'hôpital. La région abdominale est complètement déformée dans sa portion droite par une tumeur du volume d'une citrouille qui s'étend verticalement depuis les fausses côtes jusqu'à retomber sur la partie supérieure de la cuisse, en recouvrant l'arcade crurale et en partie le triangle de Scarpa. Bord externe à la ligne axillaire droite, bord interne dépasse de trois doigts la ligne médiane. Forme ellipsoïde aplatie. Diamètres, 50-36 centimètres. Circonférence basale, 85 centimètres. Peau normale non adhérente, quelques veines variqueuses. Consistance uniformément dure. Un prolongement supérieur, volume des deux poings, paraît s'enfoncer dans la cavité vers l'ombilic. Le toucher vaginal en découvre un autre repoussant la vessie en arrière. La tumeur est fixée par la contraction des muscles.

Opération. — Incision, 35 centimètres de l'hypocondre gauche vers l'épine pubienne, remontant vers l'hypocondre droit; autre incision vers le milieu descendant vers le tiers interne de l'arcade de Fallope. Le lambeau supérieur disséqué, on dégage le prolongement para-ombilical, ce faisant, ouverture au péritoine dont une surface large comme la main est adhérente. Section des muscles adhérents et confondus avec la tumeur. En bas, adhérence à l'arcade de Fallope, prolongement plongeant profondément dans la cavité de Retzius, adhérences à l'aponévrose des obliques et au droit, que l'on sectionne, ainsi qu'un pédicule fibreux, large de trois doigts, rattaché à la crête iliaque. Résection du péritoine adhérent en haut. On bascule la tumeur sur le pubis, ce qui dégage le prolongement prévésical. On arrive à suturer le péritoine et les débris musculo-aponévrotiques. Capitonnage de la cavité de Retzius avec les tissus adipeux voisins. Suture cutanée. Drainage, pansement. Réunion per primam, sauf petit sphacèle du lambeau supérieur. Guérison au seizième jour, malgré pleuro-pneumonie intercurrente. Pas de menaces d'éventration.

Tumeur, 5^{kgr},200. Face antérieure bilobée par pression du droit antérieur, lobe gauche petit.

Examen histologique. — Tissu sarcomateux fasciculé (Pr Augier).

Observation V (Résumée).

André. — *Tumeur de la paroi*, in *Revue médicale de l'Est*, 1897.

Femme, 26 ans. Deux accouchements antérieurs. Actuellement grossesse de trois mois. La femme a découvert il y a deux mois la présence dans sa paroi abdominale d'une tumeur qui n'a pas augmenté depuis. A la palpation, on la perçoit sous une épaisse couche adipeuse, à un travers de main à droite de l'ombilic, consistance dure, forme régulière ovoïde. On peut la saisir entre les deux mains ; fait insolite, elle disparaît par la contraction des muscles.

Pas de connexion avec les organes génitaux.

Opération. — On trouve la tumeur développée aux dépens de la face postérieure de la gaine du droit et des fibres profondes de ce muscle. Pas d'adhérences péritonéales. Ablation. Guérison

Tumeur. — Volume : œuf de dinde, blanc grisâtre à la coupe avec tractus tourbillonnants, raclage donne cellules fusiformes et fibrilles conjonctives.

Examen histologique (labor. du Pr Barabau). — 1° Nombreuses cellules allongées à protoplasma finement grenu. Noyaux volumineux à plusieurs nucléoles. Cellules disposées en faisceaux diversement orientés. 2° Tissu conjonctif fibrillaire entre les cellules. 3° Vaisseaux rares suivant les traînées cellulaires. Quelques lacunes lymphatiques.

Observation VI

Elischer. — *Extirpation d'une tumeur de la paroi abdominale par laparotomie,* in *Pester Medizin. Chirurgische Press,* 1893.

Femme, 35 ans. Deux fausses couches, six accouchements, le dernier en novembre, avec suites fébriles qui tinrent la malade alitée jusqu'à fin janvier. En même temps apparut, accompagnée de douleurs, une tumeur dans l'hypocondre droit. D'abord du volume d'un œuf, elle s'accrut rapidement. A l'examen, le 31 janvier, la tumeur, située à deux doigts au-dessus et en dedans de l'épine iliaque supérieure droite, réniforme, sur laquelle la paroi abdominale paraît mobile en bas, en haut et en dehors. Rien apparemment aux organes génitaux, la tumeur paraît atteindre le voisinage de l'utérus à droite. On pense à un rein déplacé ou à une collection pérityphlique enkystée ou à une collection paratubaire. Urines normales.

Laparotomie. — Organes abdominaux sains, rein en place. On s'aperçoit que la tumeur est dans la paroi. Sutures. Nouvelle incision partant de la crête iliaque. La tumeur, profonde, adhère au fascia prépéritonéal que l'on résèque ainsi qu'un épais pédicule fibreux attaché à la crête iliaque. Péritoine sain. Suture par plans. Guérison.

Examen histologique. — Tissu fibreux avec traînées de cellules fusiformes parmi lesquelles sont des paquets de cellules plus ou moins fusiformes. Pas de fibres musculaires. Fibro-sarcome.

Observation VII

Chenantais. — *Fibro-sarcome de la paroi abdominale,* in *Bulletin de la Société anatomique de Nantes,* 1882.

Présentation d'une grosse tumeur de la paroi abdominale enlevée chez un homme. Elle s'étendait en gâteau au-dessus de la ligne blanche et atteignait le péritoine qui fut intéressé au cours de l'opération. Mort par péritonite.

Examen de la pièce. — Peau mince non ulcérée; cavités kystiques, contenant un liquide chocolat clair; tissu fibroïde très dense formant la tumeur.

Examen microscopique. — Faisceaux de fibrilles connectives assez fines, serrées les unes contre les autres, entre-croisées et circonscrivant d'assez nombreux éléments cellulaires allongés à noyau assez développé. On rencontre en outre d'autres faisceaux qui peuvent être soit musculaires soit connectifs. Ils ressemblent comme dimensions aux faisceaux primitifs des muscles mais sans que nous ayons pu constater la striation. D'un autre côté l'acide acétique ne les gonfle pas et ne les rend pas transparents ; il y a donc doute sur leur nature. Vaisseaux larges à paroi à peu près totalement embryonnaire. Kystes tapissés d'un endothélium contenant fibrine, globules sanguins, cellules épithéliales et cholestérine. Fibrome à tendances sarcomateuses manifestes qui aurait sans doute évolué en sarcome fuso-cellulaire.

Observation VIII (Résumée).

Brohmann. — *Fibro-sarcome fuso-cellulaire (myxomateux?) de la paroi abdominale,* in *Thèse* Erlangen, 1887.

Femme, 23 ans, 2 grossesses antérieures, actuellement enceinte de 2 mois. Elle a remarqué il y a trois mois, dans sa paroi abdominale, une tumeur indolore, volume d'un œuf de poule, dont la croissance rapide l'inquiète.

État actuel. — Femme en bonne santé apparente. La région mésogastrique présente une convexité arrondie, à droite, non nettement limitée. Au palper tumeur du volume d'une grosse tête d'enfant de consistance très ferme, dont on arrive à saisir la limite à la circonférence. La dimension en profondeur est difficile à apprécier, car on ne peut la saisir en masse ; elle paraît s'enfoncer vers la cavité abdominale. Mobile avec la paroi, accessible mais fixée pendant sa contraction. Peau libre, zone sonore entre elle et le foie.

Diagnostic. — Fibrome, probablement de la gaine du droit.

Opération. — Incision 15 centimètres. Tumeur encapsulée, adhérente aux muscles, après résection de ceux-ci, on la sépare facilement du péritoine. Point de départ à la partie postérieure de la gaine du droit. Suture par plans.

Sortie guérie 20 jours après. Par la suite accouchement à terme. Bonne cicatrice.

Tumeur ronde, dure. Surface de coupe lisse, brillante, blanc grisâtre, par places, gélatineuse, quelques traces de suc.

Examen histologique. — Fibres conjonctives et éléments fuso-cellulaires par places, substance hyaline et cellules fusiformes et étoilées.

Fibro-sarcome fuso-cellulaire myxomateux.

Observation IX

Furst. — *Fibro-sarcome de la paroi abdominale,* in *Zeitschrift für Geburtshülfe.*

Femme, 26 ans, 2 couches normales, la dernière il y a 17 mois.

Il y a un an et demi, choc à l'épigastre à droite contre un angle de table, à la suite duquel se développe une induration douloureuse qui atteint peu à peu le volume d'un œuf d'oie. Pas d'ictère ni de troubles peptiques.

La malade a consulté plusieurs médecins qui ont pensé à

une tumeur du foie ou de la vésicule biliaire ou à la lithiase de cette dernière.

La malade est en très bon état général. La tumeur ovale grosse comme un gros œuf d'oie sous le rebord des fausses côtes un peu en dedans de la ligne mamillaire droite a son pôle inférieur à 2 centimètres et demi du nombril ; elle est dure, mobile, facile à saisir en masse avec la paroi. Zone sonore entre elle et le foie, ne suit pas les mouvements respiratoires. Pas d'adénites.

Diagnostic. — Fibrome de la paroi musculo-aponévrotique.

Opération. — Tumeur adhérente à l'aponévrose postérieure de l'oblique externe et à la gaine du droit. Le pôle inférieur atteint le péritoine non adhérent. Section d'une artériole nourrissant la tùmeur. Sutures. Guérison. Pas de récidive 8 mois après.

Tumeur fibreuse par places avec des parties d'apparence musculaire qui à l'examen histologique (Pr Huber) sont formées de grandes cellules fusiformes à noyaux fortement colorés disposées en travées entre-croisées séparées par quelques fibres conjonctives.

Fibro-sarcome.

Observation X (Résumée).

Segond P. — *Fibro-sarcome de la paroi abdominale*, in *Gaz. des hôpitaux*, 1888.

Femme, 31 ans. 2 enfants. Il y a 15 mois environ, elle a senti au-dessous du rebord des fausses côtes gauches une petite tumeur, volume d'une noisette, dure, roulant sous le doigt, qui ne s'est pas accrue du mois de février au mois de mai. Depuis elle a progressivement augmenté, sans causer de douleurs, seulement quelques élancements. État général bon.

Du côté gauche de l'abdomen un peu au-dessous des fausses côtes, saillie légère convexe, d'une tumeur ovoïde à grand axe transversal ; surface régulière, consistance fibreuse. Dimensions : 9×5 centimètres. Immobilisée par la contraction des muscles.

Opération. — Pas d'adhérences péritonéales, pas de pédicule. Réunion *per primam.* Fibro-sarcome.

Observation XI (Résumée).

Claude et Tuffier. — *Fibro-sarcome (?) de la paroi abdominale,* in *Bulletin Soc. anatomique de Paris.*

Mme I..., 27 ans. Un accouchement, une fausse couche. Quatre mois après celle-ci, douleurs dans la paroi abdominale au niveau de la fosse iliaque droite. On ne sent pas alors de tumeur. Quatre mois après, celle-ci est constatée à un nouvel examen, dans la partie inférieure de la paroi abdominale antérieure, à la hauteur de la fosse iliaque. Elle est grande comme la paume de la main, mal délimitée, non douloureuse, mobile avec le plan musculo-aponévrotique, de consistance très dure, semblant reliée à la crête iliaque. On pense à un sarcome des masses musculaires.

Opération. — On constate que la tumeur infiltre les divers plans musculo-aponévrotiques de la paroi. Section large de ces plans, dissection soigneuse de la face postérieure adhérente au péritoine. Suture par étages. Pansement. Guérison maintenue depuis 4 mois, sans éventration.

Tumeur. — Forme d'un galet, volume d'un œuf. Paraît se perdre dans les parties de muscles sectionnées avec elle. Pédicule fibreux aplati rattaché à la crête iliaque. Capsule pénétrée par les fibres musculaires. A la coupe, structure fibreuse, pas de suc.

Examen histologique. — Fibrilles en réseau fin, par places, substance anhiste hyaline. Dans ce tissu, cellules polymorphes ; les unes allongées à extrémités filiformes, à noyau allongé, bien coloré, les autres ramifiées, à gros noyaux, mélangées de cellules fusiformes. Enfin quelques points fortement colorés à structure fibro-aponévrotique. Vaisseaux nombreux formés d'un endothélium et d'un anneau conjonctif. A la périphérie, fibres à noyaux allongés, circonscrivant des îlots de fibres musculaires peu striées, à noyaux nombreux. Pédicule : structure aponévrotique, paraît formé de l'aponévrose du grand oblique épaissie. La tumeur serait un fibrome contenant des parties myxomateuses développé dans les interstices musculo-aponévrotiques.

Observation XII

Freudenstein. — *Fibro-sarcome de la peau de la paroi abdominale*, in *Thèse*, Marbourg, 1893.

Homme, 16 ans. Remarque il y a 2 ans à sa paroi, une nodosité du volume d'un pois qui atteint progressivement le volume d'un œuf de pigeon. Elle fait partie de la peau et paraît adhérer en un point dans la profondeur.

Opération. — La tumeur « eingewachsen » dans la peau se sépare facilement du plan musculo-aponévrotique.

Examen microscopique. — Fibro-sarcome de la peau. Récidive en deux points de la cicatrice six mois après. Le malade craignant une nouvelle opération n'a pas été revu.

Observation XIII (Résumée).

Freudenstein. — *Fibro-sarcome de la paroi abdominale. Ibidem.*

Homme, 26 ans. Coup de pied de cheval.

Tumeur adhérente au plan musculo-aponévrotique.

Opération. — Guérison.

Examen microscopique. — Fibro-sarcome.

Observation XIV

Freudenstein. — *Ibidem.*

Femme de 65 ans. Tumeur à la paroi abdominale adhérente à la peau sur une large surface. Située entre le pubis et l'ombilic. Extirpation. Guérison.

Examen microscopique. — Fibro-sarcome.

Observation XV (Résumée).

Schum (O.). — *Fibro-sarcome de la paroi abdominale,* in *Thèse,* Wurtzburg.

Femme, 58 ans. Opération il y a 2 ans pour tumeur, volume d'une paume de main, au-dessous de l'ombilic. Récidive actuelle sous la cicatrice, volume d'une orange, ronde, dure, non adhérente à la peau.

Opération. — Incision transversale. Ablation, guérison.

Examen histologique. — Fibro-sarcome à cellules fusiformes.

Observation XVI

Schum (O.). — *Ibidem.*

Femme de 39 ans. Dernier accouchement il y a deux ans.

La malade remarque alors au côté gauche une tumeur du volume d'un œuf d'oie, qui, dans ces derniers temps, a augmenté et est devenue douloureuse.

Actuellement, volume d'une tête d'enfant, entre les fausses côtes, l'épine iliaque et la ligne médiane. Dure, ronde, adhérente à la peau et au plan profond.

Opération. — Résection des muscles et de deux petites surfaces péritonéales adhérentes. Sutures. Guérison.

Examen microscopique. — Fibro-sarcome.

Observation XVII

Esmarch. — *Fibro-sarcome de la paroi abdominale,* in *Thèse* Suadicani. Kiel, 1875.

Femme de 28 ans. 2 accouchements, le dernier il y a 21 semaines. Tumeur en voie de croissance depuis un an; siégeant dans la moitié droite de la paroi abdominale entre l'hypocondre, l'arcade de Poupart dont 6 centimètres la séparent, l'ombilic dont elle est distante de 4 centimètres. Dimensions 19,5-13 centimètres. Epaisseur 6 centimètres.

Opération. — Incision de la peau, des aponévroses adhérentes, de nombreux vaisseaux. La tumeur dégagée latéralement, on trouve le péritoine largement adhérent. On en résèque plus de 20 centimètres carrés. Suture des muscles et de la peau pardessus cette large brèche péritonéale impossible à réunir. Guérison avec éventration maintenue par une ceinture.

Tumeur. — Fibro-sarcome dont les parties extérieures paraissent myxo-fibromateuses.

Observation XVIII

Roguet (G.). — *Fibro-sarcome de la paroi abdominale,* in *Thèse,* Paris, 1897-98.

La nommée M..., ménagère, 26 ans, entre le 11 décembre 1896 dans le service de gynécologie, pour une tumeur du côté droit de l'abdomen.

Trois grossesses, la dernière en 1896. Les règles ont reparu le 12 décembre 1896. Cette malade présente à l'hypogastre, dans la paroi abdominale, un peu à droite de la ligne médiane, une tumeur ovoïde s'étendant de l'ombilic à l'arcade crurale du côté droit. Tumeur dure, non douloureuse, adhérente au plan musculaire et à la peau et dont le début remonte à un an environ.

Pas de ganglions. La tumeur ne gêne la malade que par son volume qui augmente continuellement depuis sa dernière grossesse.

14 *décembre* 1897. — *Opération.* — Incision ellipsoïde, circonscrivant le segment de peau adhérente. Section de l'aponévrose et des muscles. Ouverture du péritoine tout autour de la tumeur qui adhère fortement à cette séreuse. La tumeur est enlevée. Suture du péritoine au catgut. Second surjet du plan musculo-aponévrotique.

La malade sort guérie le 9 janvier 1897.

Tumeur. — Poids, 600 grammes. Dimensions, 16 sur 11 centimètres.

A la coupe, coque fibreuse de 1 centimètre d'épaisseur. Prolongement fibreux, divisant la partie centrale en deux loges inégales remplies d'une masse celluleuse. Cette tumeur est un fibrosarcome.

Observation XIX (Résumée).

Ardouin (P.). — *Fibro-sarcome de la paroi abdominale,* in *Bulletin de la Société anatomique.* Paris, XI, 1897, et *Th.* Roguet.

L..., couturière, 23 ans, entre le 3 juillet 1896, service du Dr Michaux, à l'hôpital Broussais, pour volumineuse tumeur de la paroi abdominale du côté gauche.

Dix-huit mois avant, à la suite d'un traumatisme, la malade a constaté la présence d'une petite tumeur, volume d'un œuf à 7 ou 8 centimètres de la ligne médiane, au-dessous de l'ombilic. Pendant six à sept mois, pas de changement, puis une grossesse survient et la tumeur acquiert peu à peu les dimensions actuelles. Ovoïde à grand axe vertical, volume d'une tête d'adulte. Dimensions, 36/27 centimètres, circonférence, à la base 63 centimètres. Adhérente aux muscles contractés et à la peau seulement à sa partie la plus saillante où existe une petite ulcération. Consistance uniformément dure, indolore, sauf au point ulcéré. Grosses veines flexueuses sous-cutanées. Pas de ganglions.

7 juillet. — Incision elliptique, dissection de la tumeur jusqu'au péritoine auquel elle n'adhère pas. Suture en deux plans. Malade sort guérie le 15 juillet.

Novembre 1897. — Pas de récidive.

Examen de la tumeur. — 4 kilogrammes, encapsulée, sans pédicule, peu bosselée, grosses veines superficielles. Tissu blanc grisâtre fibreux, criant sous le scalpel.

Examen histologique. — Fibres conjonctives et cellules fusiformes. C'est un fibro-sarcome.

Observation XX (Résumée).

Roguet (G.). — *Fibro-sarcome de la paroi abdominale*, in *Thèse*, Paris, 1897-98.

Victorine L..., 38 ans. En 1896, douleur dans le flanc gauche. Il y a cinq semaines, la malade remarque l'induration de sa paroi abdominale de ce côté.

A la palpation, on trouve dans le flanc gauche une tumeur résistante, de la largeur de la main, s'étendant de la ligne médiane jusqu'à l'ombilic.

11 *juillet* 1897. — L'incision de la paroi abdominale donne accès sur la tumeur constituée aux dépens de la paroi musculo-aponévrotique. Pas d'adhérences au péritoine, résection d'une large portion de muscle. Guérison.

Examen de la tumeur. — Fibro-sarcome avec points ramollis et petites collections purulentes.

Observation XXI (Résumée).

Le Bec. — *Fibro-sarcome de la paroi abdominale*, in *Gazette des hôpitaux*, 1888, et in *Thèse* Roguet.

Marie P... présente à deux travers de doigt au-dessus de l'arcade crurale une tumeur de 10 à 12 centimètres dans son plus grand axe, non adhérente à la peau, mais fixée par la contraction des muscles.

13 *juin*. — Incision de la peau, tissu cellulaire, grand et petit oblique, fascia transversalis, le muscle transverse est entièrement envahi par la tumeur. Dissection laborieuse des adhérences aux muscles et au péritoine qui n'est pas ouvert.

Sutures, guérison.

Observation XXII (Résumée).

Péan. — *Fibro-sarcome de la paroi abdominale, in* Tumeurs de l'abdomen. Paris, 1880.

N... (Henriette), 22 ans. Tumeur développée sans cause connue du côté gauche de la paroi, au mois de juillet. Tumeur volume d'un œuf stationnaire jusqu'au mois de novembre où elle accoucha. A pris depuis lors un développement considérable.

Actuellement volume œuf d'autruche entre la ligne blanche et l'épine iliaque. Peau mobile, adhérences profondes, semble s'enfoncer dans l'abdomen.

Opération. — Tumeur encapsulée adhérente aux muscles. Pas d'ouverture du péritoine. Sutures. Guérison.

Examen microscopique. — Structure presque entièrement fibro-plastique.

Observation XXIII

Laroyenne. — In *Gazette des hôpitaux*, 1869, et *Thèse* Roguet.

Femme de 36 ans. Tumeur volume d'une tête de fœtus à terme dans la fosse iliaque droite. Ablation sauf partie adhérente au péritoine. Pas de récidive cinq mois après.

Tumeur. — Fibro-sarcome.

Observation XXIV

Roguet. — *Fibro-sarcome de la paroi abdominale*, in *Thèse*, Paris, 1898.

Femme M..., 63 ans, entre à l'hôpital Lariboisière pour une tumeur située dans le flanc droit. Il y a 20 ans, traumatisme dans cette région. Quelques mois après, développement d'une petite tumeur du volume d'une noix. Elle resta stationnaire pendant une quinzaine d'années. Depuis trois ans, elle s'est accrue sans causer de fortes douleurs.

A la palpation, on constate, à trois travers de doigt de l'ombilic, du côté droit, une tumeur grosse comme les deux poings. Adhérence à la peau dans l'étendue d'une paume de main. Adhérence au plan profond. Consistance dure, rénitente, pas de fluctuation.

Opération. — Incision elliptique. Tumeur encapsulée adhérente aux muscles, non au péritoine. Suture sur deux plans. Guérison.

Tumeur encapsulée. — Faisceaux fibreux englobant une masse celluleuse blanc nacré ou jaunâtre.

Examen histologique. — Fibro-sarcome.

Observation XXV

Brun. — *Fibro-sarcome de la paroi abdominale,* in *Annales de gynécologie,* t. XXVI, 1886.

Mme X..., 27 ans. 4 grossesses, dernier accouchement il y a 6 semaines. Il y a un an, la malade a remarqué à la partie latérale droite du ventre au-dessus de l'arcade crurale, une tumeur dure, mobile, paraissant sous-cutanée. Pendant la grossesse, elle s'accrut graduellement, vers le haut, en s'étalant.

Après l'accouchement, elle triple de volume en six semaines et est le siège d'élancements douloureux et gêne la malade par son poids dans la station debout.

État général bon.

Examen de la malade. — Tumeur du volume de deux têtes d'adultes. Deux bosselures séparées par un sillon. Réseau veineux apparent. Peau amincie non adhérente. Consistance dure uniforme. Adhérence aux plans profonds, sans que la contraction des muscles de la paroi la déprime.

Opération. — Longue incision, section de l'aponévrose du grand oblique qui recouvre la tumeur. Section des muscles puis du péritoine sans trouver la face postérieure. On constate alors que la tumeur plonge dans la cavité abdominale, où elle fait une saillie considérable. Pas d'adhérences aux organes internes. Résection de la portion de paroi englobée par la tumeur. Hémostase, suture au catgut de la paroi musculo-péritonéale.

Mort par péritonite.

Examen de la tumeur. — Poids, 6 kilogrammes. Tissu d'apparence sarcomateuse avec travées fibreuses donnant un suc. Encapsulée du côté de la peau, lisse du côté de la cavité abdominale où sa surface rappelle l'aspect du péritoine sain.

Examen histologique. — Fascicules conjonctifs en tourbillons dissociant des îlots musculaires isolés. Prédominance du tissu embryonnaire, vaisseaux béants généralement sans paroi propre.

Observation XXVI (Résumée).

Péan. — *Fibro-sarcome de la paroi abdominale, in* Tumeurs de l'abdomen, 1880, et *Thèse* Roguet.

L... Marie, 28 ans. Il y a 3 ans, après une grossesse, tumeur volume d'une noisette au-dessus de l'arcade crurale droite. Elle grossit rapidement depuis un an. Actuellement, tumeur ovoïde; dimensions, 18-7 centimètres; située entre la crête iliaque et le muscle grand droit. Pas d'adhérence à la peau, adhérence intime au plan profond. Douleurs lancinantes.

Opération. — Dissection des adhérences, y compris celles au péritoine, sans ouverture de la séreuse.

Examen microscopique. — Fibro-sarcome.

Observation XXVII (Résumée).

Gauché. — *Fibro-sarcome de la paroi abdominale*, in *Bulletin Société anatomique* et *Thèse* Roguet.

Homme. Tumeur du flanc droit datant de plusieurs années; prend en 1877 un accroissement rapide. Deux poussées de péritonite circonscrite. En 1878, volume deux fois décuplé. Cachexie; mort le 17 février 1878.

Autopsie. — Ascite. Dans la tumeur, kystes hématiques et çà et là transformation calcaire.

Examen microscopique. — Fibro-sarcome.

Observation XXVIII (Résumée).

Péan. — *Fibro-sarcome sous-musculaire*, in *Bulletin Société anatomique* et *Thèse* Roguet.

Femme, 24 ans. Il y a 6 mois à la suite d'effort remarqué au côté gauche de l'abdomen une tumeur volume gros œuf de dinde, dure, résistante, profonde, indolore. Elle augmente, puis il y a 15 jours au moment des règles, devient douloureuse.

État actuel. — Tumeur dure, soulevant en masse l'épaisseur de la paroi, étendue des fausses côtes à trois doigts de la crête iliaque et de l'ombilic en dessous des dernières côtes. Centre mollasse, ne fournit pas de liquide à la ponction.

Observation XXIX (Résumée).

Leplat. — *Fibro-sarcome de la paroi abdominale*, in *Bulletin de la Société anatomo-clinique de Lille* et in *Thèse* Roguet.

Q... Honorine, 32 ans. Il y a un an apparition à 10 centimètres à gauche de l'ombilic, d'une petite tumeur, volume d'un œuf de pigeon indolore, qui augmente rapidement.

A l'entrée à l'hôpital : tumeur ovoïde s'étendant du rebord des fausses côtes à la racine de la cuisse. Consistance dure non bosselée. Grosses veines apparentes. Pas d'adhérences à la peau ni au squelette. Adhérence au plan musculaire.

Opération. — On « sculpte » la tumeur dans les muscles droit et oblique aux dépens desquels elle est formée ; résection de 8 centimètres de péritoine adhérent. Sutures. Hémorragies pendant et après l'opération. Syncope. Mort.

Autopsie. — Grossesse de deux mois.

Examen histologique de la tumeur. — Fibro-sarcome.

Observation XXX (Résumée).

Terrillon. — *Fibro-sarcome de la paroi abdominale*, in *Bulletin de la Société de chirurgie*, et *Thèse* Roguet, 1885.

Mme M..., 27 ans, grossesse il y a 2 ans. Tumeur du volume d'un œuf en novembre 1884, a acquis en novembre 1885 le volume d'une tête d'adulte. Peu saillante, oblongue, elle paraît plonger dans le bassin et la fosse iliaque droite. Limites en bas, l'arcade de Fallope, en haut la ligne ombilicale, dépassant un peu la ligne blanche adhérente aux muscles et à l'épine iliaque, mobile sous la peau. Consistance dure légèrement bosselée.

Opération. — Tumeur pénétrant les muscles grand et petit obliques, adhérant par un prolongement à l'arcade de Fallope et à l'épine iliaque. Adhérence interne au péritoine sur une vaste étendue. Dissection laborieuse sans ouverture de la séreuse. Sutures. Guérison.

Examen de la tumeur. — Tissu fibreux par places sarcomateux.

Observation XXXI (Résumée).

Monteil. — *Fibro-sarcome de la paroi abdominale*, in *Soc. de chirurgie*, 28 février 1887.

Mme B..., 35 ans. Petite tumeur depuis longtemps à 2 centimètres à gauche de l'ombilic. Accroissement rapide depuis une grossesse. Actuellement 18 centimètres sur 14.

Ablation. — Adhérence au péritoine qui est réséqué sur deux centimètres. Guérison.

Examen histologique. — Fibro-sarcome.

Observation XXXII (Résumée).

Nicaise. — *Fibro-sarcome de la paroi abdominale*, in *Thèses* Loisnel et Roguet.

Mme X..., 6 enfants. Tumeur datant de quatre ans, à la partie antérieure de la crête iliaque gauche. Accroissement rapide depuis un an. Globuleuse et mamelonnée, de consistance inégale, presque fluctuante à la partie inférieure, elle adhère aux muscles. État général bon.

7 *novembre* 1877. — *Opération.* — La tumeur adhère aux aponévroses du petit oblique et du transverse. Le péritoine n'est pas découvert.

Tumeur contenant des dépôts crétacés.

Histologie. — En certains points, tissu fibromateux ; en d'autres, sarcome fasciculé.

Observation XXXIII (Résumée).

Trélat. — In *Thèses* Damalix et Roguet.

Femme, 32 ans, 2 enfants. Tumeur datant de cinq mois, volume d'un gros œuf, à droite en dehors de la ligne blanche. Adhérente au plan musculaire.

Opération. — Énucléation malgré adhérence à la partie externe et profonde du grand droit. Péritoine aperçu au fond de la plaie. Péritonite. Mort au 5e jour.

Examen histologique. — Tissu fibreux et éléments embryonnaires fusiformes.

Sarcomes de la paroi abdominale

Observation I

W.-I. Wheeler. — *Ablation d'une grosse tumeur sarcomateuse occupant l'hypogastre et une partie des régions hypogastriques de la paroi abdominale.*

Jeune fille de 19 ans.

A son entrée à l'hôpital elle a extérieurement l'aspect d'une femme enceinte, avec cette particularité qu'à la place où la proéminence du ventre est le plus prononcée, ses vêtements sont maculés d'une tache humide produite par suppuration pendant le voyage en chemin de fer. Lorsqu'elle marche, ses épaules sont rejetées légèrement en arrière pour faire contre-poids à la tumeur énorme qui pend à ses parois abdominales.

A l'examen, cette tumeur présente les caractères suivants :

Elle s'élève graduellement à partir de l'ombilic et forme une protubérance d'environ 175 millimètres. Une large ulcération la couronne sécrétant un pus aqueux, peu épais, dont l'aspect indique clairement la nature de la grosseur.

Elle avait atteint le pubis qu'elle surplombe, et croissant toujours elle était arrivée non seulement à reposer par sa partie inférieure sur le « mons Veneris », mais encore elle avait remonté les grandes lèvres, de façon telle que la vulve reste largement ouverte, alors même que les jambes sont rapprochées.

Dans le sens latéral elle ne paraissait pas aussi étendue qu'on aurait pu le croire tout d'abord, en raison de sa hauteur, et la cause en était, comme je pus par la suite m'en rendre compte, à ses relations anatomiques. Qu'il suffise de dire que les glandes inguinales horizontales et les vaisseaux épigastriques supérieurs se trouvaient à une certaine hauteur sur les côtés. Les glandes que je viens de mentionner étaient de dimensions à peu près normales, sauf une ou deux (celles qui se rattachent aux lèvres au mont de Vénus) qui étaient grosses comme des noix.

La surface de la tumeur était couverte d'une peau dure, pareille à du cuir, où étaient plantés les poils du pubis. Elle remuait sous la main dans le sens latéral et son contour extérieur à la base était vaguement visible, sauf au pubis où toute la masse paraissait fortement tendue.

A première vue les observateurs furent frappés par son poids et par l'impossibilité qu'il y avait à la faire glisser sur les parois abdominales, bien que tout autour de la tumeur la peau fût parfaitement mobile et libre jusque sur la tumeur elle-même qui était ferme et ne cédait au toucher que dans la mesure permise par l'élasticité des parois abdominales. Aucune vibration ne donnait à penser que des vaisseaux importants passaient à travers la masse de la tumeur.

La jeune fille déclara que la grosseur s'était formée en treize mois ; que, par un sentiment de pudeur elle avait essayé d'abord de la dissimuler, que la douleur n'avait jamais été très vive et que, au point de vue de la santé, menstrues et autres, elle n'avait jamais été « mal ».

Une exploration minutieuse m'assura que l'utérus, ses annexes et la vessie étaient indépendants de la tumeur.

État général satisfaisant.

Opération après éthérisation.

Je fis d'abord deux incisions semi-lunaires, puis je disséquai et rabattis rapidement les 2 lèvres de l'incision de chaque côté jusqu'à la base circulaire de la tumeur. Je détachai ensuite la tumeur de chaque côté, et je m'aperçus alors que l'opération était pleine de dangers. En effet, les recti-abdominaux étaient soulevés et noyés dans la masse et ne pouvaient, par conséquent, me servir de conducteurs jusqu'aux profondeurs où il me faudrait peut-être aller sans ouvrir la cavité péritonéale. Je les dégageai et me mis en devoir de détacher la tumeur à sa partie supérieure, laissant des attaches plus fortes dans la partie inférieure pour maintenir la lourde masse.

Je me rendis compte que la tumeur était entièrement placée en avant de la membrane péritonéale et je me mis avec précaution à séparer la tumeur des tissus subpéritoniens. Pendant cette partie de l'opération j'aperçus les vaisseaux épigastriques internes passant vers l'ombilic et je dus alors prendre des précautions et des soins que l'on peut facilement imaginer en songeant que par le fait de la respiration, les parois abdominales étaient en mouvement constant et rapide. Arrivé au pubis, je rabattis la tumeur entre les jambes de la jeune fille et je m'aperçus que le pédicule consistait en une sorte de bande, de tissus plus résistants, longue de deux doigts et quelques centimètres, qui adhérait fortement au symphysis pubis et aux ligaments supérieurs inter-pubiques. Un timbre-poste aurait recouvert son attache pédonculaire. Après l'avoir coupée j'enlevai la glande qui bouche l'ouverture fémorale au septum curale de Cloquet, glande qui était de la grosseur d'un œuf d'oie. Pour ce faire je fus obligé de partager l'artère obturatrice qui, dans le cas présent, avait son origine dans l'artère iliaque externe. La surface ainsi découverte dans les tissus subpéritoniens avait à peu près comme dimensions 125 millimètres sur 100, et lorsque je me fus bien assuré qu'il ne restait aucun endroit pouvant saigner, je fermai la plaie au moyen d'épingles et d'un ensemble de 8 sutures.

Pansement.

Mort 4 heures après l'opération. La tumeur du poids de 10 livres (1) était un sarcome à cellules fusiformes, creusé de larges alvéoles. C'est la première fois qu'une tumeur de cette sorte, tirant son origine du pubis, est trouvée chez une femme.

Observation II

Sarcome de la paroi abdominale, in *Thèse* Roguet, Paris, 1897-98, n° 303.
Obs. I (service du Dr Monprofit, hôpital d'Angers).

Marie B..., 21 ans, entre à l'hôpital le 5 mars 1895.

A. H. — Néant.

A. P. — Rougeole, mariée à 16 ans, un enfant à 16 ans et demi, l'autre à 17 ans et demi.

Un mois après le 2e accouchement, la malade s'aperçoit qu'elle porte une tumeur dure, grosse comme une noix, à égale distance des fausses côtes et de la crête iliaque droite. Cette tumeur, douloureuse, grossit rapidement.

Pendant une troisième grossesse, la tumeur se développe, grosse comme le poing au début, comme les deux poings lors de

(1) 10 liv. anglaises = 3kgr,730.

l'accouchement. Depuis elle s'accroît rapidement et sauf gêne des mouvements, ne gêne guère la malade. Bon état général.

En *novembre* 1893, la malade entre à l'hôpital. La tumeur occupe l'hypocondre et le flanc droit, limitée en dehors par la ligne axillaire, surplombant les fausses côtes et la crête iliaque, limitée en dedans par le bord externe du droit antérieur.

Cette tumeur, régulièrement arrondie, sans bosselures ni dépressions, ne semble pas suivre les mouvements respiratoires. Elle est immobilisée par les contractions des muscles qui paraissent passer en avant d'elle ; mobile sur les parties profondes. Elle est manifestement en dehors de la cavité abdominale et siège dans l'épaisseur de la paroi, près de la face péritonéale. Dimensions, grosseur d'une tête d'adulte.

Mate à la percussion dans toute son étendue ; elle contient du liquide ; quelques vergetures à son niveau, pas de rougeur.

22 *novembre*. — Opération. Section de la peau, tissu cellulaire, couche musculaire dégénérée. On arrive sur la tumeur, évacuation du liquide ; au fond de la poche, on trouve une tumeur gris-jaunâtre, volume d'un œuf de poule environ, non fluctuante. Après ablation bourrage de la cavité à la gaze iodoformée.

La malade sort le 11 décembre 1893.

Pendant un mois il s'écoule de la plaie un liquide noirâtre. La malade ne souffre pas.

Après cicatrisation, apparition d'une nouvelle tumeur se développant rapidement ; le 8 mars 1894, elle atteint le volume d'une petite pomme, elle est mobile, dure, indolente, située près des fausses côtes.

Depuis quatre mois, elle présente à côté de points durs des points de moindre consistance douloureux, le reste étant indolore. État général bon.

Le 5 *mars* 1895. — Tumeur de la grosseur d'une tête d'enfant, occupant toute la partie qui s'étend du rebord des fausses côtes à la crête iliaque et se continuant un peu en arrière. Elle est formée d'une masse centrale et de plusieurs renflements, fluctuante. Au niveau du renflement inférieur, le doigt enfoncé dans la tumeur perçoit des inégalités.

La tumeur est mobile en masse, les muscles étant relâchés ; il est difficile d'obtenir des contractions de ce côté à cause de son volume. Adhérences à la peau au niveau de l'ancienne suture. Matité à la percussion avec sonorité entre la tumeur et le foie et entre la tumeur et la crête iliaque.

10 *mars* 1895. — Opération : section oblique en bas à droite terminée à la partie inférieure par une raquette circonscrivant le renflement inférieur, intéressant peau et tissu cellulaire. On aperçoit la surface noirâtre de la tumeur recouverte de fibres musculaires, adhérente aux muscles voisins et sous-jacents qui forment une mince barrière entre le péritoine et elle, et parfaitement limitée par une membrane d'enveloppe.

Dissection, énucléation. Pansement iodoformé après suture des muscles par étages.

Malade sort guérie le 25.

Tumeur bosselée, fluctuante, blanchâtre, rosée en certains points, noirâtre en d'autres, entourée d'une capsule d'épaisseur variable. A la coupe s'écoule un liquide rouge brun foncé. Intérieur cloisonné par des membranes très fines. Cavités communicantes et petits kystes isolés. Masse polypiforme d'apparence encéphaloïde baignant dans le liquide des cavités.

Examen histologique. — Cellules rondes à noyaux dans une substance amorphe. Traînées de cellules fusiformes. Tumeur sarcomateuse tendant vers la forme fasciculée.

Observation III

Gross. — *Sarcome à cellules rondes de la paroi abdominale*, in *Congrès français de la chirurgie*, 1893.

Cl..., femme de chambre, 19 ans, entre à l'hôpital le 10 juin 1889.

Apparence robuste, mal réglée depuis quelques mois.

A eu à six ans, à gauche de l'ombilic, une affection locale de nature inconnue, d'où une cicatrice.

Il y a un an, apparition à droite et en dessous de l'ombilic d'une tumeur indolore, volume d'une noisette. Augmentation rapide depuis une chute, douleur depuis une huitaine de jours.

Tumeur située à 10 centimètres en bas et à droite de l'ombilic saillante, volume d'une orange, veines superficielles dilatées. Adhérences à la peau au point le plus saillant, la tumeur paraît développée dans la gaine du droit; elle est régulière, rénitente, pseudo-fluctuante, indolore.

Diagnostic. — Sarcome.

Opération. — Incision elliptique suivant le grand axe, résection de la gaine du droit et du muscle adhérents. Sutures. Guérison.

Tumeur, 250 grammes 10 centimètres-7 centimètres. Histologiquement : sarcome à cellules rondes.

22 *mars* 1890. — Rentre pour récidive, volumineuse, ulcérée, progressant rapidement, phénomènes septicémiques, cachexie, mort 12 juin.

Examen histologique. — Sarcome encéphaloïde.

Observation IV (Résumée).

Gallozzi. — *Ablation d'un sarcome reproduit pour la troisième fois à la région ombilicale d'un homme.* Morgagni, Napoli, 1878, XX, p. 484.

Jeune homme ayant à la région ombilicale, un peu à droite de l'ombilic, une petite tumeur, grosseur d'une aveline, dont il ne se souciait pas. A la suite d'un traumatisme, elle atteint petit à petit, en 1875, le volume d'une orange volumineuse, irrégulière, de consistance variable en divers points. Les chirurgiens du lieu en firent une tumeur maligne et l'extirpèrent.

Quelque temps après récidive, s'étendant plus à droite de l'ombilic et en septembre 1877 la tumeur atteint à nouveau ses dimensions précédentes. A notre hôpital, Gallozzi pratique de nouveau son extirpation comprenant l'aponévrose de l'oblique externe et la partie antérieure de la gaine du droit antérieur.

Bon résultat, réunion par seconde intention.

Nouvelle récidive, le malade revient avec une tumeur présentant deux saillies séparées par une dépression, consistances variables, ici bosselures, là mollesse et même fluctuation simulant un abcès. Pas de température, état général bon. Adhérence de la tumeur aux parties profondes surtout au côté interne vers l'ombilic.

Incision courbe sous chloroforme au-dessus de la partie externe de la tumeur, incision semblable au-dessus de la partie interne, la tumeur est ainsi circonscrite, la masse externe plus mobile est énucléée avec le doigt et un bistouri boutonné, puis la masse interne grosse comme une orange.

La tumeur était implantée sur les muscles droits de l'abdomen, n'atteignant pas les feuillets profonds de leurs aponévroses.

Un mois après, la plaie est en bonne voie de cicatrice et le malade en bon état.

4e récidive l'année suivante, forme télangiectasique.

Observation V (Résumée).

Freudenstein. — *Sarcome de la paroi abdominale*, in *Thèse*, Marbourg.

Homme, 44 ans. Tumeur développée depuis un an et demi à la suite d'un traumatisme, en dessous des fausses côtes à droite. Dimension d'une paume de main, dure. Peau mobile, adhérence au plan musculaire. Zone sonore entre la tumeur et le foie.

Opération. — Résection des muscles et du péritoine infiltrés et d'un morceau d'épiploon adhérent.

2e *opération* pour récidive à la paroi 6 mois après fait découvrir dans la profondeur une tumeur secondaire du foie.

Mort peu de temps après.

Observation VI (Résumée).

Pellowski. — *Sarcome de la paroi abdominale,* in *Thèse,* Greifswald.

Femme 21 ans. Pas de grossesses. Tumeur dans l'hypocondre gauche depuis un an. Développement rapide depuis quelques semaines. Située entre la ligne blanche, la ligne mamillaire, les côtes et descendant à trois doigts au-dessous de l'ombilic. Tumeur élastique, fluctuante par endroits. Prolongements enfoncés dans la partie supérieure du muscle droit. Adhérence à la paroi musculaire.

Diagnostic après extraction de débris par ponction. — Sarcome.

Opération. — Tumeur encapsulée s'échappe de la capsule ouverte maladroitement en masses peu consistantes (avec une hémorragie), extirpation de la capsule avec une portion adhérente de péritoine, sutures par plans, pansement, guérison. La tumeur tirait son origine de la partie postérieure de la gaine du droit.

Examen histologique. — Sarcome.

Observation VII (Résumée).

Manzoni. — *Sarcome de la paroi abdominale,* in *Gazzetta medicale lombarda,* 1894.

Femme de 62 ans. Treize enfants. Il y a trois mois, douleur intense à la région iliaque, avec fièvre.

La malade remarque alors l'induration de la paroi.

Les douleurs ont continué malgré sangsues et cataplasmes et la tumeur s'est accrue.

Actuellement, sujet amaigri. Tumeur occupe toute la moitié droite de l'abdomen. Dure au palper, paraît s'enfoncer profondément dans la paroi, ne suit pas les mouvements respiratoires.

Opération. — Laparotomie, ablation d'une masse « carnosa ». Mort le lendemain.

Examen microscopique. — Sarcome à cellules fusiformes.

Observation VIII

Freudenstein. — *Sarcome de la peau de la paroi abdominale*, in *Thèse*, Marbourg.

Homme, 50 ans. Récidive d'une tumeur, volume du poing, située à droite sous les fausses côtes, opérée 5 semaines avant. Actuellement, volume d'une pomme adhérente à la peau.

Opération. — Récidive avant réunion.

2e *opération* trois semaines après ; adhérence contractée avec les muscles.

Examen microscopique. — Sarcome à cellules rondes.

Nouvelle récidive ; malade perdu de vue.

Observation IX

Péan. — *Sarcome kystique de la paroi. — Ponction et drainage. — Dégénérescence sarcomateuse. — Mort*. — In *Leçons de clinique chirurgicale* (1).

D..., Henriette, 37 ans, bien réglée. Accouchement à terme à 25 ans. Ulcère stomacal à 18 ans. Depuis l'âge de 19 ans, signes de tuberculose pulmonaire. Il y a 7 ans, remarqua par hasard au niveau de la ligne blanche, à égale distance de l'ombilic et du pubis, une tumeur large comme la paume de la main, à surface lisse et unie, sans bosselures apparentes. Au toucher, cette tumeur, dure et mobile, devenait plus apparente pendant la contraction des muscles. Douleurs spontanées et tiraillements au niveau de la tumeur, qui augmente rapidement depuis sept mois. La malade entre à l'hôpital le 3 novembre 1879.

La tumeur occupe les régions hypogastrique et ombilicale, où elle forme une saillie ellipsoïde transversale de 13-23 centimètres. Elle est divisée en deux moitiés égales par l'ombilic et la

(1) Paris, 1887.

ligne blanche. Son bord supérieur est distant de l'ombilic de trois travers de doigt. Tumeur lisse fluctuante, sans bosselures, paraît indépendante des viscères abdominaux et pelviens, les muscles paraissent étalés à sa surface.

24 *novembre*. — Ponction avec trocart courbe ; écoulement d'un liquide séro-sanguin visqueux et épais. Contre-ponction et drainage. Injection quotidienne d'eau alcoolisée phéniquée. Le 10 *janvier*, la tumeur est complètement affaissée. La malade, améliorée, quitte le service.

Elle rentre le 20 *février*. Tumeur solide de la largeur de la main. Deux champignons d'aspect sarcomateux, volume d'une noix, se développent au niveau des orifices de sortie du drain. Etat général s'aggrave de jour en jour. Mort le 15 mars.

Autopsie. — En disséquant la paroi abdominale, on remarque l'envahissement des diverses couches : derme, tissu cellulaire, muscles. La portion envahie s'élargit en allant vers le péritoine. A l'ouverture de la cavité, on voit que la tumeur s'enfonce d'avant en arrière, occupant épiploon et grande cavité jusqu'aux vertèbres lombaires où les gros vaisseaux et les nerfs prévertébraux sont englobés dans les ganglions lombaires dégénérés. Adhérence au bord inférieur de l'estomac. Pas de traces du pancréas. A droite, la tumeur touche le hile du foie, qui est sain, à gauche, la rate. Elle adhère au côlon.

Examen histologique. — Sarcome.

Observation X

Péan. — *Énorme sarcome végétant de la paroi abdominale. — Mort par le choc opératoire*, in *Leçons de clinique chirurgicale*, 1887, et *Thèse* Roguet.

Mayer, 38 ans. Entre le 6 février 1882. Tuberculose pulmonaire.

Il y a 10 ans, il remarqua à la partie supérieure de la région hypogastrique, sur la ligne médiane, une tumeur cutanée aplatie, volume d'une noisette, indolente. En deux ans d'autres se développèrent autour de la première qui atteignit le volume du poing. Ces tumeurs s'accolèrent et la masse unique, lobulée, s'ulcéra en plusieurs points. Hémorragies répétées il y a deux ans, diarrhée, cachexie.

La tumeur occupe actuellement l'épigastre, l'ombilic et le tiers supérieur de la région hypogastrique. Limites latérales : lignes verticales, côtes, épines iliaques antérieures. Trois lobes saillants et bosselés, ulcérés au sommet, adhérence étendue à la peau, ne paraît pas dépasser l'aponévrose superficielle. Pas d'adénite inguinale. État général déplorable.

18 *février*. — Chloroforme, ablation par morcellement au thermocautère. La tumeur ne dépasse pas le fascia superficialis.

Examen de la tumeur sur une coupe. — Structure du sarcome, kystes, portions myxomateuses, fibroplastiques. Par places, dégénérescence granulo-graisseuse.

Mort dans la nuit.

Autopsie. — Aucune tumeur viscérale.

Observation XI

Trèves. — *Ablation du rectus abdominis pour cause de sarcome.* — In *The Lancet*, 1889.

Une jeune femme mariée de 24 ans fut admise dans le service du Dr Mackensie le 3 mars 1889 et passa dans le service du Dr Trèves le 18 du même mois. Elle souffrait d'une tumeur située à la paroi antérieure de l'abdomen. Il n'y avait rien d'anormal dans son ascendance et elle-même se trouvait avoir une constitution particulièrement robuste. Elle avait trois enfants vivants. Le dernier était né le 3 décembre 1888. Vers le sixième mois de sa dernière grossesse (août 1888), elle avait remarqué une petite grosseur à droite et tout près de l'ombilic. Cette grosseur était grosse comme un petit œuf de poule, elle était mobile et se trouvait à une certaine profondeur sous la peau. Elle était sensible au toucher, mais on n'y attacha d'abord aucune importance. Pendant les mois qui suivirent, jusqu'aux couches, la grosseur n'augmenta presque pas de volume ; mais aussitôt après l'accouchement elle grossit très rapidement. Les couches cependant s'étaient faites dans les meilleures conditions et la malade ne se souvenait pas d'avoir reçu un coup de nature quelconque à l'abdomen, ni de s'être jamais foulé les muscles.

La patiente était robuste et grasse à son entrée à l'hôpital. Elle avait même pris de l'embonpoint depuis ses couches ; paraissait en parfaite santé et n'avait pas d'autre sujet d'inquiétude que la croissance rapide de la grosseur qu'elle avait au ventre. Rien de suspect ne fut constaté dans son ventre ; les parois abdominales étaient encore souples et la peau pouvait être pincée en plis.

Une tumeur oblongue occupait le muscle rectus droit et paraissait logée dans sa gaine. Elle avait 8 pouces de long et 5 de large dont le centre se trouvait à l'opposé de l'ombilic, et était traversée au niveau même de l'ombilic par un sillon transversal produit par l'intersection des tendons inférieurs.

La malade étant de petite taille, la grosseur occupait à peu près la totalité de la partie charnue du muscle ; et elle était parfaitement délimitée avec des bords arrondis ; elle était très ferme, complètement indépendante de la peau et mobile dans tous les sens. Elle formait une protubérance de deux pouces environ d'épaisseur et elle était manifestement indépendante des viscères. Elle n'était pas sensible au toucher ; mais elle était, en revanche, le siège d'une douleur lancinante et continue et l'un de ses caractères les plus marqués était la nette délimitation de son contour extérieur.

La grosseur fut enlevée par le Dr Trèves le 22 mars. Une incision fut faite le long de la ligne blanche et la tumeur découverte par dissection en partant de cette ligne. L'incision fut prolongée depuis le voisinage du pubis jusqu'au cartilage ensiforme et la cavité abdominale fut ouverte sur toute l'étendue de cette ligne. Le péritoine adhérait étroitement à la tumeur et toute la partie de cette membrane infectée ainsi dut être sacrifiée. Des éponges larges et plates furent introduites dans l'abdomen pour boire le sang qui aurait pu couler dans la cavité péritonéale. Les fibres du muscle qui se trouvaient au-dessus et au-dessous de la tumeur étaient amincies et pâles. Le bistouri les coupa obliquement de façon à passer assez loin et à faire le vide autour de la tumeur. Celle-ci fut rabattue sur la peau et enlevée par une incision rapide faite le long de la ligne semi-lunaire. Les vaisseaux sanguins pénétrant dans la masse de la tumeur, il y eut saignement abondant. Six ou huit de ces vaisseaux durent être ligaturés. Une bande de peau de la même largeur que la brèche faite dans les parois de l'abdomen fut enlevée, puis la blessure fut réunie au moyen de sutures en boyaux de vers à soie. Pas une goutte de sang n'atteignit le péritoine viscéral ; la plus grande difficulté fut de rapprocher suffisamment les extrémités de la blessure qui, après réunion complète, fut pansée à la manière habituelle.

La masse enlevée correspondait à peu près à la totalité du *rectus abdominis*. La tumeur avait complètement détruit toute trace de fibre musculaire dans le segment qu'elle occupait. La gaine du muscle était distendue à l'excès. La masse de la tumeur était dure, solide et parfaitement homogène à la section. Aucune trace de sarcome ne se voyait dans l'abdomen. Après l'opération, la patiente reprit ses sens sans aucun symptôme fâcheux, sinon une toux quelque peu inquiétante, due probablement à l'éther.

1er *avril*. — La toux a complètement cessé. La blessure est guérie. Les points de suture sont enlevés. La patiente ne ressent aucune douleur dans l'abdomen, ses intestins fonctionnent librement et elle a très bon appétit. Jamais il n'y a eu traction sur les sutures.

L'opération avait comporté pratiquement : l'enlèvement d'une partie de la paroi abdominale antérieure, de la peau (aponévroses), du muscle et d'une partie du péritoine correspondant à l'un des muscles rectus.

Observation XII

Cas rapporté par M. Merril Ricketts. Cincinnati Ohio. *Sarcome à petites cellules rondes et fusiformes.*

Mlle X..., 53 ans, vierge, Allemande.

Elle m'était adressée par M. Wm H. Falls en octobre 1888. Elle avait une grosseur décolorée sur l'abdomen à environ six pouces à droite de la ligne médiane et à deux environ au-dessous de l'ombilic.

Cette grosseur existait à l'état de simple papillome depuis longtemps et ne causait aucun trouble. Au cours de juillet 1888, la malade s'aperçut que cette grosseur pâlissait tandis que la couleur de la peau devenait un peu plus vive tout autour de la grosseur. Le Dr Falls enleva alors cette grosseur au moyen d'une ligature et l'on pensait qu'il n'en serait plus question. Deux ou trois semaines plus tard cependant, elle reparut, le cercle coloré autour de la tumeur devint plus prononcé et de couleur plus foncée. La santé générale de la patiente n'en parut alors aucunement troublée.

Je diagnostiquai immédiatement un sarcome de l'espèce la plus maligne et je donnai avis que la tumeur devait être aussitôt complètement enlevée; j'avais en effet besoin d'une pièce pour l'examen microscopique.

Vers le 10 novembre, après insensibilisation par la cocaïne injectée sous la peau, j'enlevai le tégument sur une longueur de 5 pouces environ et une largeur de 3. La blessure fut aussitôt fermée et il n'y eut guère plus de dommage causé que si la tumeur seule eût été enlevée pour l'examen.

Après l'examen microscopique, je déclarai aux membres de sa famille et à son médecin habituel qu'il s'agissait d'un sarcome à petites cellules rondes et fusiformes, et que, selon toutes probabilités, la malade mourrait avant six mois. On ne voyait alors aucun autre indice de la maladie.

Soixante jours plus tard, de petits nodules apparurent éparpillés sur tout le corps, sur la tête, aux extrémités, et sur le cou; ils grossirent progressivement et se multiplièrent. Les glandes du cou furent ensuite affectées. Elles devint cachectique, perdit l'appétit et éprouva un sentiment de fatigue générale. La température varia entre 99 et 100° F. et elle perdit rapidement de son embonpoint. Il fallut avoir recours à l'opium et à la morphine pour calmer les douleurs, les piqûres devinrent plus fréquentes lorsque la maladie devint plus aiguë. Je la visitai de temps en temps et je prescrivis de lui donner tout l'opium et toute la morphine nécessaire pour la calmer tout à fait. Dans les derniers jours de janvier, elle fut obligée de s'aliter et elle ne se releva plus. Elle mourut le 10 février.

Elle avait été très affectée pendant les soixante derniers jours de sa maladie. Il me fut permis seulement de lui ouvrir l'abdomen. Le mésentère était plein de nodules variant de grosseur entre celle d'un grain de mil et celle d'un œuf de caille, qui adhéraient pour la plupart aux parois de l'abdomen et aux viscères. Il y avait dans la cavité abdominale une quantité considérable de suppuration séro-sanguinolente.

Observation XIII (Résumée).

De Ruyter. — *Sarcome fuso-cellulaire* in *Berl. Klin. Wochenschrift*, 1889 et *Thèse* Roguet.

Fillette d'un an et demi ayant dès la naissance une tumeur de l'aine droite. Augmentation très rapide dans les six derniers mois. Mort par épuisement.

Autopsie. — Sarcome fuso-cellulaire, extrapéritonéal divisé en deux par une capsule conjonctive, une portion dure et peu vasculaire, l'autre molle et vascularisée. Prolongement, grosseur du poing à la cuisse. Perforation du ligament large en un point.

Observation XIV (Résumée).

J.-B. Hunter. — *Sarcome de la paroi abdominale et du péritoine,* in *New-York med. Journ.*, 1885, VII, 108.

Femme âgée de 44 ans, remarque il y a un an une petite masse, juste au-dessus de l'ombilic, qui s'accrut en volume. Il y a un mois, elle mesurait quatre pouces de long et deux et demi de large, de conformation irrégulière. Sur le côté, une ulcération suppurante. Le diagnostic hésitait entre fibrome et sarcome. Incision sur la tumeur et le doigt introduit, la tumeur séparée de sa capsule fibreuse, atteint la cavité péritonéale où la tumeur adhère à l'épiploon. Elle est enlevée difficilement. Le péritoine porte à sa surface de petites tumeurs saignant facilement.

Une nouvelle exploration révèle une tumeur semblable à la première, s'étendant de la dépression ombilicale jusqu'au pubis environ et couvrant la plus grande part de la surface interne de l'abdomen, sans connexion avec la première tumeur.

Suture difficile de la plaie péritonéale, drainage. La patiente survit et n'éprouve pas, contre toute attente, de symptômes fâcheux. Elle retourne chez elle.

Le Dr Hunter penche à croire que la tumeur a pris son origine dans la paroi abdominale.

Observation XV (Résumée).

Bloxam. — *Sarcome au-dessus du pubis gauche, quatre extirpations successives. Med. Press. and Circ.*, 1887, XLIII, p. 617.

Louis L..., 50 ans, laboureur, est admis le 14 mai 1885 à Charing Cross. Hosp. Une tumeur a commencé à se former en cette place il y a 14 ans. Opérée il y a 6 ans par M. Bloxam, à West London Hopital, où le patient resta 10 semaines ; opérée deux ans plus tard par M. Butler au même hôpital, où le malade resta 5 semaines. Deux ans après, une autre opération devint nécessaire et fut faite. Trois ans se sont écoulés depuis la dernière opération et le malade est anxieux de faire faire quelque chose pour traiter une récidive de la tumeur.

18 *mai*. — M. Bloxam enlève une tumeur sarcomateuse du testicule gauche.

5 *juin*. — Le patient est bien et la plaie complètement guérie. Il est renvoyé le 11 avec instruction de revenir s'il y a signe de récidive.

Myxo-sarcomes de la paroi abdominale

Roguet (G.). — *Myxo-sarcome de la paroi abdominale*, in *Thèse*, Paris, 1897-98.

Pierre G..., 62 ans, entre à l'hôpital d'Angers le 11 mai 1895, portant dans le flanc gauche une tumeur de la grosseur d'une tête d'enfant. Le malade attribue sa tumeur à une contusion par éclat d'obus en 1870. Elle s'était développée peu de temps après et était restée pendant 10 ans du volume d'une noix. En deux ans, elle a atteint le volume actuel.

Cette tumeur, située à la région antéro-latérale, envahit jusqu'à la région lombaire ; elle siège à 7 ou 8 centimètres au-dessus et en avant de la crête iliaque. Une bride la divise en deux lobes, son grand diamètre est divisé de haut en bas et en avant. La peau est intacte, sauf au milieu où existe une tache vasculaire du volume d'une pièce de 5 francs, contemporaine du coup. Consistance égale, rappelant celle d'un lipome. Adhérente aux muscles, ne paraît pas se prolonger vers la cavité abdominale.

20 *mai* 1895. — *Opération*. — Ablation de la tumeur, de couleur jaunâtre, coupée de tractus fibreux, séparant des masses analogues à du roquefort.

30 *mai*. — Le malade sort guéri.

Récidive six mois après, par développement aux deux extrémités de l'incision de tumeurs du volume d'un gros œuf. Mobiles avec la paroi, elles ne paraissent pas adhérentes à la peau, elles sont indolores.

Incision de la peau et du tissu cellulaire ; on arrive sur le reste de l'enveloppe incomplètement enlevée de la première tumeur, sur laquelle se sont développées les deux tumeurs mollasses et fortement adhérentes aux muscles sous-jacents. Résection d'une portion des muscles. Guérison 12 jours après.

Les tumeurs étaient des myxo-sarcomes.

Myo-sarcome de la paroi abdominale

Loria. — *Myo-sarcome de la paroi abdominale,* in *Centralblatt f. Gynœkologie.*

Femme de 30 ans, au 3e mois de sa 2e grossesse.

Tumeur ayant atteint rapidement en un mois le volume d'une pomme. Située à gauche au-dessus du ligament de Poupart auquel un pédicule la relie, un peu mobile, consistance ferme.

A l'opération (Docent W. Fischel) on trouve la tumeur sous le muscle transverse dont elle pénètre intimement les faisceaux. Elle n'est pas encapsulée. Péritoine sain. Guérison.

Examen histologique (Pr Chiari). Myo-sarcome.

Épithéliomes de la paroi abdominale

Freudenstein. — *Carcinome de la paroi abdominale,* in *Thèse,* Marbourg.

Femme de 35 ans. Depuis six ans, à la région hypogastrique à gauche, entre l'ombilic et la crête iliaque, excoriation recouverte d'une croûte qui se reproduit quand la malade l'enlève, puis depuis trois ans tumeur ulcérée.

Actuellement ulcération cancéreuse de la peau, volume d'un œuf d'oie, fond sanieux, bords épaissis et soulevés.

Tumeur ganglionnaire inguinale fluctuante.

Diagnostic. — Carcinome.

Opération. — Ablation du carcinome qui s'étend jusqu'au tissu cellulaire sous-cutané et des ganglions suppurés.

20 jours et un an après récidives opérées à la cuisse.

3 mois après nouvelles récidives opérées à la cuisse et à la fesse, résection de la veine et de l'artère fémorales suivie de gangrène, amputation de cuisse ; résection du moignon osseux pour gangrène du lambeau.

Récidive à la cicatrice de la cuisse. Malade perdue de vue.

CONCLUSIONS

On peut rencontrer à la paroi abdominale diverses variétés de tumeurs primitives.

Des épithéliomas, développés aux dépens de la peau, qui peuvent envahir toute l'épaisseur de la paroi et donner lieu, après ablation, à des récidives multiples.

Des sarcomes purs, appartenant à divers types histologiques, tirant leur origine quelquefois de la peau, plus souvent du plan musculo-aponévrotique ; fréquemment développés sur une tumeur préexistante de caractère bénin. Ces néoplasmes qui peuvent évoluer très rapidement récidivent fréquemment sur place ou dans d'autres organes.

Des sarcomes à tissus associés, dont le type le plus répandu, beaucoup plus fréquent même que le sarcome pur, est le fibro-sarcome. Ces néoplasmes se développent presque toujours aux dépens du plan musculo-aponévrotique.

D'un pronostic habituellement plus bénin, se reproduisant rarement après extirpation, ils peuvent cependant, dans quelques cas à peu près impossibles à prévoir dans l'état actuel de nos connaissances, former des métastases, se généraliser et amener la cachexie.

Ces formes malignes paraissent se rencontrer de préférence chez la nullipare, la femme âgée ou le sexe masculin. Peut-être aussi appartiendraient-elles plutôt au type histologique à cellules rondes.

Toutes ces tumeurs, dès qu'elles sont reconnues, doivent être enlevées chirurgicalement par une résection large. Les seules contre-indications pourraient être leur volume, l'envahissement diagnostiqué de la cavité abdominale et de ses organes, enfin la généralisation.

INDEX BIBLIOGRAPHIQUE

GÉNÉRALITÉS

CORNIL et RANVIER. — *Manuel d'histologie patholog.* Paris, 1902.

LE DENTU et DELBET. — Traité de chirurgie. Paris.

LABBÉ et RÉMY. — Traité des fibromes. Paris, 1888.

PÉAN. — Tumeurs de l'abdomen, 1880.

— Leçons de clinique chirurgicale, 1882 et années suivantes.

SUADICANI. — *Thèse,* Kiel, 1875.

SCLIFOSSOWSKI. — *Wratch,* n° 38, 1884.

SÄNGER. — *Arch. f. gynækologie,* XXIV, 1884.

DAMALIX. — *Thèse,* Paris, 1885-1886.

LOISNEL. — *Thèse,* Paris, 1888.

ROGUET. — *Thèse,* Paris, 1897-1898.

LEDDERHOSE. — *Deutsche chirurgie lief.,* 45 B., 1890.

TUMEURS DE LA PAROI ABDOMINALE

ROSENMEYER. — Die Neubildungen der Bauchdecken. *Wien. med. Blatt,* 1882, I, p. 899, 933, 966, 995, 1022.

BROHMANN (F.). — Zur Casuistik der Bauchwandtumoren. *Thèse, Erlangen,* 1887, 8°.

DIEGNER. — Ein Beitrag zur Kenntnis der Geschwulste der Bauchmuskeln. *Inaug. Dissertat.* Königsberg, 1895.

FREUDENSTEIN. — Des tumeurs des parois abdominales. *Inaug. Dissertat.* Marbourg, 1893.

PELLOWSKI. — J. Zur Casuistik der Bauchdecken-Geschwulste. *Thèse*, Greifswald, 1889, 8°.

SCHUM (O.). — Zur Casuistik der Bauchdeckentumaren. *Thèse*, Würtzburg, München, 1891, 8°.

MENGE. — Demonstration von Bauchdeckentumoren. *Gesellsch. für geburt.* Leipzig, 15 février 1897.

SÄNGER. — D° (Diskussion). *Gesellsch. f. geburt.* Leipzig, 15 février 1897.

JACOBELLI (Filiberto). — Alcune richerche sui tumori della parete abdomineale. *Arch. ed atti da soc. ital. di chir.* Roma, 1897, 283-302.

ANDRÉ. — Un cas de tumeur de la paroi abdominale. *Rev. méd. de l'Est.* Nancy, 1897, XXIX, p. 321-27, 1 planche.

GLANTENAY et FRESSON. — Tumeur de la paroi abdominale. *Bull. Soc. anat. de Paris,* 1898, LXXIII, p. 705, et 1899, p. 104.

SONNENSCHEIN (K.). — Uber Tumoren der Bauchdecken und Baucheingeweide. *Inaug. Dissert.* Bonn, Juli, 1900.

DUEMLING (H.-A.). — Cases illustrating the diagnosis of the tumors of the abdominal walls and of intra and retro-peritoneal grouths. *Fort-Wayne M. J. Magazine,* 1897, XVII, p. 445-450.

ELISCHER. — Extirpation eines Tumors aus dem Bauchdecken mittels Laparotomie. *Pest. med. chir. Press.* Budapest, 1893, XXIX, 175.

ILL (E.-J.). — Tumors of the abdom. Walls. *Tr. Americ. Ass. Obst. a Gynæk,* 1892. Philad., 1893, v. 219-254.

GROSS. — Des tumeurs de la paroi abd. *Mercredi médical.* Paris, 1893, p. 178; *Cong. franç. de chirurgie,* 7e session, 1893, p. 672.

KNOX. — Tumor removed from the abdominal wall of a lady aged, 55. *Tr. Glasgow Path a. Clin. Society,* 1884-1886, II, 37-39.

FÜRST (L.). — Zur Cazuistik der Bauchdecken Tumoren. *Zeitsch. f. Gebürtshaft und Gyn.* Stuttgart, 1888, XIV, 413-421, 1 planche.

SUADICANI (E.). — Uber Geschwülste in den Bauchdecken und deren extirpation. *Thèse*, Kiel, 1875, 4°.

EBNER. — Tumeur consécut. à rupt. du droit antér. *Berl. Klin. Wochenschrift,* 1880, XVII, 528-530.

SARCOMES

BAUER AND BOSSE. — Sarcoma of the abd. Wall, removed by excision. *Saint-Louis Clin. Record,* 1880-1881, VII, p. 109.

BLOXAM (J.-A.). — Sarcoma over left pubis, removal on four consec. occasions. *Med. Press a. Circ.* London, 1887, n. s., XLIII, 617.

BILLROTH. — Sarcom der Bauchdecken. Aerztliche Revier der Privatheilaust. des Dr A. Eder, 1884. Wien, 1885, p. 36-38, IF.

SPIEGELBERG. — Sarc. par. abd. Récidive. *Deutsche Med. Wochensch.*, X, 1884, n° 15.

GRECO (D.). — Storia clinica di un sarcoma sotto-tegumentale del abdome con ponto di partenza dalla facia transversale. *Scuola medica napol.*, 1882, V, p. 505-512.

RIEDINGER. — Sarcom der Bauchdecke in der Mitte des Abdomens. *Chir. Klinik im Kaiserl. Julius-Hosp. in Würtzburg,* 1879, LXXI, 1 planche.

— Ulcerirendes Sarcom der Bauchwand (Recidiv) 1 Fall. *Jahresb. über der Chirurgischen. Abtheilung des Spit. Basels,* 1887, p. 65.

VARNEZ. — Sarcome de la paroi abdominale. Moscou, 1895.

HUNTER (J.-B.). — Sarcoma of the abdominal Wall and periton. *New-York Med. Journ.*, 1885, VII, 108.

GALLOZZI. — Asportazione d'un sarcoma reproduzzo per la terza volta alla region umbilicale di un uomo. *Morgagni, Napolis,* 1878, XX, p. 486-489.

WHEELER (W.-J.). — Removal of a large sarcomatous tumor

occupying the hypogastric and part of the epigastric regions of the abdominal parietes. *Transact of Acad. Med. of Ireland.* Dublin, 1885, III, p. 277-280.

MAC CARTNEY (J.). — Sarcome of abdominal walls. *China imp. Customo med. rep.*, Shanghaï, 1896.

TREVES. — Removal of the rectus abdominis for sarcoma. *Lancet.* London, 1889, I, p. 681.

MAURY (R.-B.). — Sarcoma of the abdom. wall. *Memphis Lancet,* 1898, I, 11-13.

MANZONI (G.). — Sarcoma delle pareti abdominali, laparotomia morte. *Gazzetta medicale lombarda.* Milano, 1894, LIII, p. 374.

VON MOSETIG-MORHOF. — Sarcoma in parietibus abdominis, wieder-holte Recidiven und Extirpationen. *Berichte des KK Krankenhauses. Wieden,* 1878, in *Wien,* 1879, p. 175-179.

COLERY (W.-B.). — Spindle celled sarcoma of the abd. wall successfully treated by mixed toxines of erysipelao a. bacillus prodigiosus. *Annals surgery Philadelphia,* 1897, p. 232-234.

RICKETTS (B.-M.). — Small, round and spindlecelled sarcoma upon the abdomen. *Journ. of cutan and genito-ur. diseases.* New-York, 1894, XII, p. 161-163.

FIBRO-SARCOMES

CHENANTAIS. — Fibro-sarcome de la paroi abdominale. *Bull. soc. anat. de Nantes,* 1882. — *Id.* de Paris, 1884, VI, p. 51.

ARDOUIN (P.). — Énorme fibro-sarc. de la paroi abdom. *Bull. soc. anat. de Paris,* 1897, LXXII, 844-846.

TISSOT (J.). — Note sur un cas de fibro-sarcome de la paroi abdom. *Méd. moderne.* Paris, 1900, XI, p. 581.

DRUON. — Volumineux fibro-sarc. de la paroi abdom. traité par l'extirpation, guérison, pathogén. *Journ. des sc. méd. de Lille,* 1897, II, p. 162-167.

BRUN. — Fibro-sarc. de la paroi abdom. *Annales de gynécol.* Paris, 1886, XXVI, 367-374.

DORAN. — Case of fibrosarcoma or desmoid grouth of the abdominal wall. *Transact. med. society*. London, 1890-1891, XVI, p. 337-345.

GAUCHÉ (J.-B.). — Fibro-sarcome volumineux de la paroi abdom. avec transform. calcaire partielle et kystes hématiques. *Bull. soc. anat.* Paris, 1878, 4 s., III, 371-374 et *Progr. méd.* Paris, 1879, VII, p. 45.

TANSINI (J.). — Estirpazione di voluminoso fibro-sarcoma della parete abdominale con apertura ampia del peritoneo guarigione. *Rassegna di sc. medicale.* Modena, 1891, VI, 253-255.

TERRILLON. — Fibro-sarcome volumin. de la paroi abdominale proéminant beaucoup du côté du bassin ; ablation sans ouverture du péritoine, malgré une dissection difficile, guérison. *Bull. et mém. soc. de chirurgie.* Paris, 1885, n° 1, XI, p. 922-924.

SEGOND (P.). — Fibro-sarcome de la paroi abdom. *Semaine méd.* Paris, 1888, p. 457-458 et *Gaz. des hôpitaux de Paris,* 1888, LXI, p. 734-736.

VERNEUIL. — Fibrome malin de la paroi abdom. *Semaine médicale.* Paris, 1883, III, p. 317 ; 1884, IV, p. 102.

WALLACE (J.). — Fibrosarc. of the sheath of the recti abdominis muscles, removal of grouth muscles and sheath, with subjacent peritoneum ; recovery under antiseptic traitment. *Liverpool med. chir. Journ.,* 1882, II, 253-256.

CLAUDE et TUFFIER. — Fibro-sarc. ? de la paroi abdom. struct. compl. de ces néoplasmes. *Bull. soc. anat. de Paris*, 1895, LXX, 59-62.

LE BEC. — Fibro-sarc. paroi abdom., ablat., guérison. *Gaz. des hôp.,* 1888.

ÉPITHÉLIOMAS

HEURTAUX. — Épithélioma cylindrique de la paroi abdominale. *Journ. de méd. de l'Ouest.* Nantes, 1883 ou 1888, 3 s., II. 131.

Goodell. — Carcinoma of the abdom. walls. *Med. and Surgery Reporter Philadelph.*, 1883, XLIX, 512.

Bouqué (E.-F). — Une tumeur carcinom. de la région épigastrique. *Clin. chir. de l'Union de Gand*, 1873, 64-76.

Hunt. — Removal of a large cancerous grouth upon the abdomen. Rep. by M. S. French. *Cincinnati Lancet and Clinic*, 1879, n. s., II, p. 487.

Weinlechner. — Medullcarcinom an der Bauchwand. *Aerztl. Rev. der Privat Heilanstalt des Drs A. Eder*, 1869-1875. Wien, 1876, p. 142.

Von Mosetig-Morhof. — Incrystirtes Epithelialcarcinom der Bauchdecken Extirpation Heilung. *Berichte der KK. Krankenhaüses Wieden*, 1879. Wien, 1880, p. 175.

Prizzoli. — Cancroïde nella reg. epigastr. comprendente il peritoneo sua escisione-guarigione. *Bull. de Soc. med. di Bologne*, 1873, 5e s., XV, p. 341-353.

Myxo-sarcomes

Morelli (P.). — Mixosarcoma telangectode della pariete abdominali recidivo per la quarta volta. *Morgagni napoli*, 1879, XXI, p. 280-284.

Malherbe (A.). — Myxo-sarcome de la paroi abdominale. *Bull. soc. anat. de Nantes*, 1888. — *Id.* de Paris, 1890, XII, 115.

Mélano-sarcomes

Menzel. — Melano-sarcoma delle pareti abdominali nato da una macchia pigmentata congenita. *Resoc. san. di ospitale de Trieste*, 1876, II, 119-122.

Chondro-sarcomes

Weiglein. — Chondrosarcoms in den Bauchdecken. *Med. Jahrb. des KK österr. Staates*. Wien, 1833, n. F., V, p. 402-405.

Tumeurs squirrheuses ??

Riboli (E.). — Storia di un scirro estirpato in una giovane sposa di 24 anni, sviluppatosi sotto le pareti abdominali. *Giornale di r. Acad. med. chir. di Torino,* 1848, 2e s., III, 299-310.

Missa. — Mémoire sur une tumeur skirr. située entre le péritoine et la part. supér. du muscle droit et transverse qui occupe l'hypocondre gauche. *Journal de méd. chir., pharm.,* etc. Paris, 1755, II, 2e éd., 99-104.

Saez (A.). — Estirpat. de uno tumor escirroso situado en el espessor de las paredes abdominales. *Bol. de med. cirurg. y farm.* Madrid, 1848, 3e s., III, 193.

Tumeurs fibreuses (desmoïdes).

Bruntzel. — Zur Cazuistik der bindegewebigen Neubild. der Bauchdecken. *Deutsche med. Wochenschr.* Berlin, 1884, X, 228.

Schaüta (F.). — Zur cazuistik der Desmoïde der Bauchdecken. *Allg. Wien. med. Zeitung.* Wien, 1892, XXXVII, 253.

Ill (E.-J.). — Desmoïd tumor of the abd. wall. *Transact. american Ass. Obst. and Gynéc.* Philad., 1888, I, 188-203, 4 pl.

Peraire. — Fibrome pris pour un sarcome de la par. abd., ablat., guérison. *Bull. soc. anat. de Paris,* 1901, 6e s., III, p. 345-346.

Dannhauer. — Uber Desmoïde der Bauchdecken. *Bonn, C. Georgi,* 1892, 8°, 28 pages.

Brohmann. — Uber desmoïde geschwulste der Bauchdecken. *Inaug. Dissert. Erlängen,* 1887.

Bodenstein. — Uber desmoïde der Bauchwand. *Munchener med. Wochenschr.,* 1892, XXXIX, 4-6.

— Uber Desmoïd der Bauchw. *Mitth. au der Chir. orthop. Privatklin. Hoffa zü Würzburg.* München, 1894, 43-51.

Füth. — Kurze Bemerkungen zu den Bauchdeckendesmoiden. *Centralblatt für Gynäkologie.* Leipzig, 1901, XXV, 345-348.

Kramer (W.). — Beitrag zur Ætiologie und Operation der desmoïd Geschwülste der Bauchwand. *Arch. f. klin. chir.* Berlin, 1896, LII, 34-36.

Levin (Z). — Uber desmoïde der Bauchdecken ihre Diagnose, Behandhung und Ætiologie. *Dissert. Leipzig.* Konegen, 1897.

Walbaum. — Uber Desmoïde der Bauchdecken. *Dissert. Bonn.,* 1897.

Sänger (M.). — Uber Desmoïde Geschw. der Bauchwand und deren Operation mit resection des Peritoneum, parietale. *Arch. f. Gynak.* Berlin, 1884, XXIV, 1-37.

Grätzer. — Die bindegewebigen Neubildungen der Bauchwand. *Thèse,* Breslau, 1879 (I. F.).

Tumeurs de nature mal déterminée

Keen. — Obscure tumor in the epigastr. *Coll. and Clin. Recept.* Philad., 1897, XVIII, 27.

Jahn. — Geschichte einer bösartigen Verhärtung aller Bauchmuskeln der einen seite un deren schwierigen Operation. *Jour. der pract. Heile.* Berlin, 1826, LXIII, suppt Heft, 52-78.

Myosarcome

Loria. — Myosarkom in der Bauchwand. *Centralblatt f. Gynäk.,* 1890 ou 1893.

Microbiologie

Roncali (D.). — Recherche microbiologiche sopra un tumore abdominale. *Riforma med.* Napoli, 4 et 5 mars 1897.

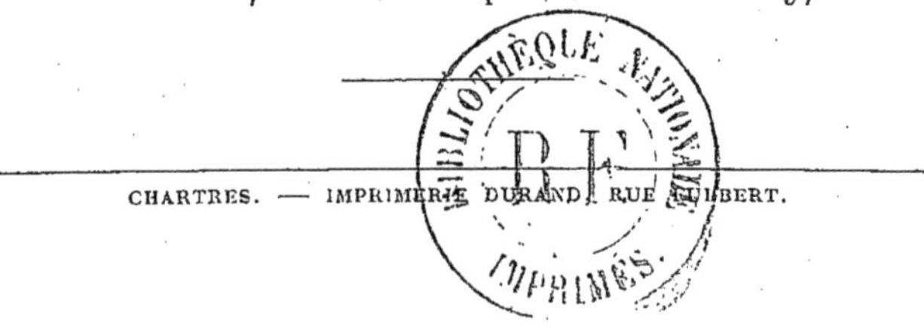

CHARTRES. — IMPRIMERIE DURAND, RUE FULBERT.

CHARTRES. — IMPRIMERIE DURAND, RUE FULBERT.

CHARTRES. — IMPRIMERIE DURAND, RUE FULBERT.

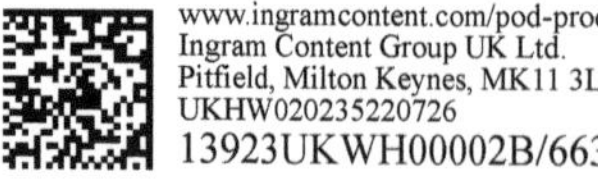
www.ingramcontent.com/pod-product-compliance
Ingram Content Group UK Ltd.
Pitfield, Milton Keynes, MK11 3LW, UK
UKHW020235220726
13923UKWH00002B/663